飲んで、食べて、スッキリ毒を出す!

デトックス

話題の毒出し健康法

デトックス研究会 編

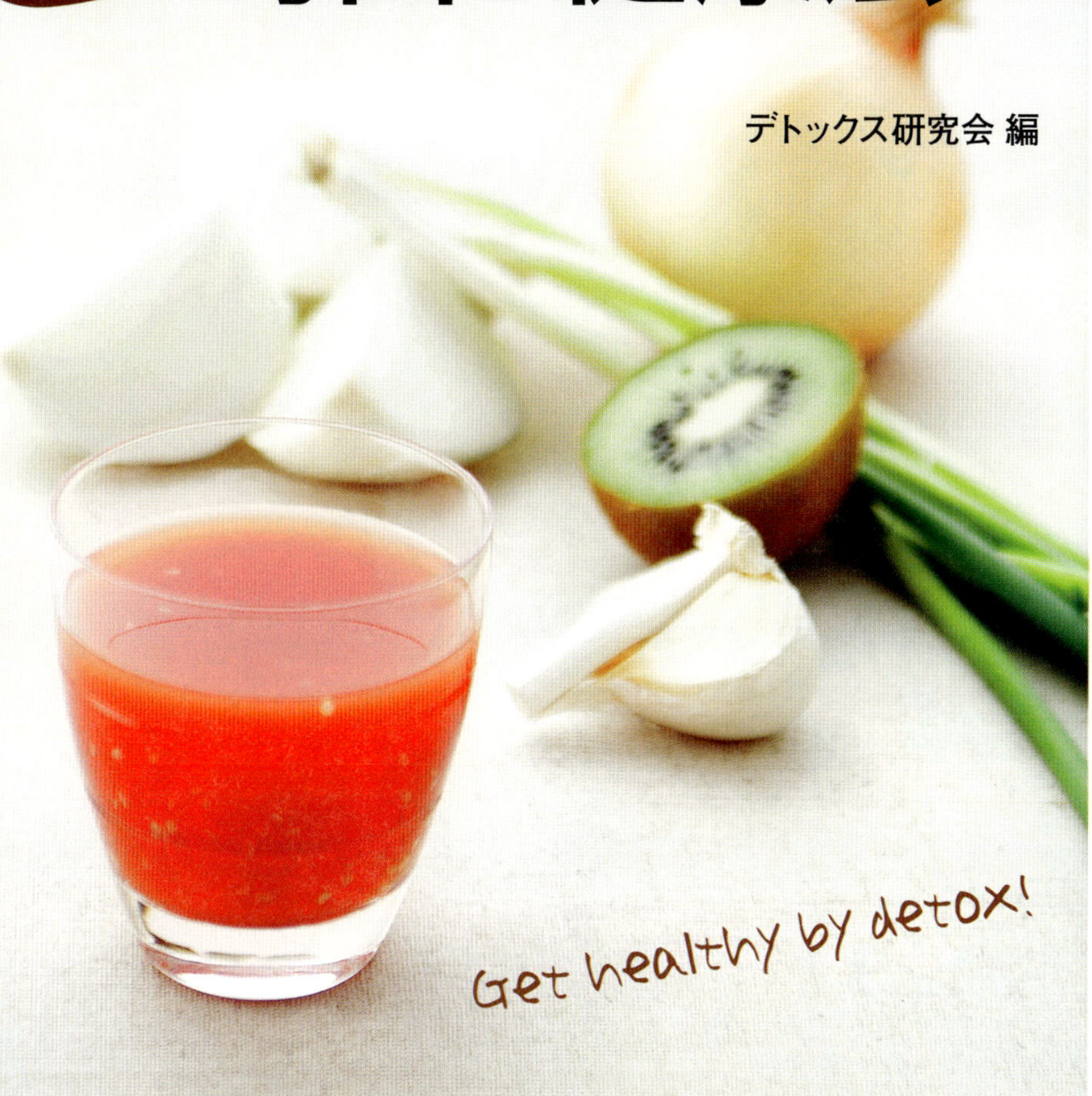

Get healthy by detox!

双葉社

はじめに

　何となく体がだるい、気分がすっきりしない、肌荒れが続くという症状から、つい食べ過ぎて体重のコントロールがうまく出来ないなど、日常生活における悩みごとは尽きません。こんな時、その人なりの対策を持っている人から、そのまま放っておく人までさまざまです。

　診察室にいて、このような問題を考えていた時に、いろいろな心身の問題が解決しないのは、どこか根本的な考え方がうまく出来ていないのかも知れないと思うに至りました。その考え方というのは、これまでの健康法ではほとんど「足し算」で健康維持を行おうとしてきたのではないかということです。

　必要なものが足りなければ補足しなければならないのは当然ですが、現代社会ではかなりな部分の補足はもうすでに行われているようです。むしろ、気づかないうちに体に必要でない、有害な物質が蓄積している危険性があります。これまでは環境汚染の原因と考えられてきたＰＣＢ、ダイオキシンなどの有害化学物質や水銀、鉛、ヒ素などの有害ミネラルが確実に皆さんの体内に忍びこんでいるのです。

　このような有害物質を体内に残したままで、本当に健康的な生活が営めるのでしょうか？　「足し算」だけで元気になれると思いますか？　答えは「NO」です。有害物質や老廃物を体から早く「引く」ことを、生活の中にとり入れることが大切なのです。

私が提唱する「デトックス―毒出し健康法」は、この引き算発想の健康法。外界からとりこんだり、体内で生成したさまざまな毒素をスムーズに排出して体の中から健康的に、キレイになる方法です。

日本語には「解毒」「毒抜き」とも「体内浄化」とも訳される、この「デトックス」は、欧米ではすでにさかんに行われており、そして今、日本にそのめざましい効果が伝わって、いつのまにか大ブームの健康法、ダイエット方法となりました。

この本では、効果的なデトックス食材を使ったドリンクレシピと食レシピを紹介し、また汗をかき、体をリラックスして毒出しをする方法、そしてサプリメントをつかったデトックスの4部構成で、誰でも簡単に、より効果的に毒素を排出してキレイになっていく方法を提言します。

ダイエットに美肌にアンチエイジングにきわめて効果的。さらに病気も予防し、日々気分がさわやかになる……そんな「デトックス―毒出し健康法」を今から始めてみませんか。

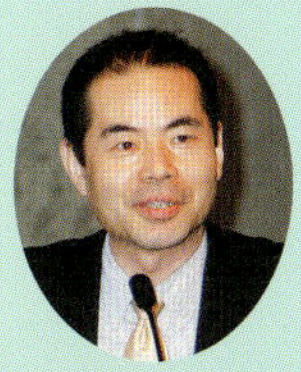

監修　大森隆史
銀座サンエスペロ大森クリニック院長

〈おおもりたかし〉1954年大分県生まれ。79年九州大学工学部大学院合成化学専攻修士課程終了。石油会社勤務後、医師を志し83年九州大学医学部入学。89年同大学卒業。体に蓄積する有害物質に早くから注目し、デトックスの重要さを提唱。

CONTENTS

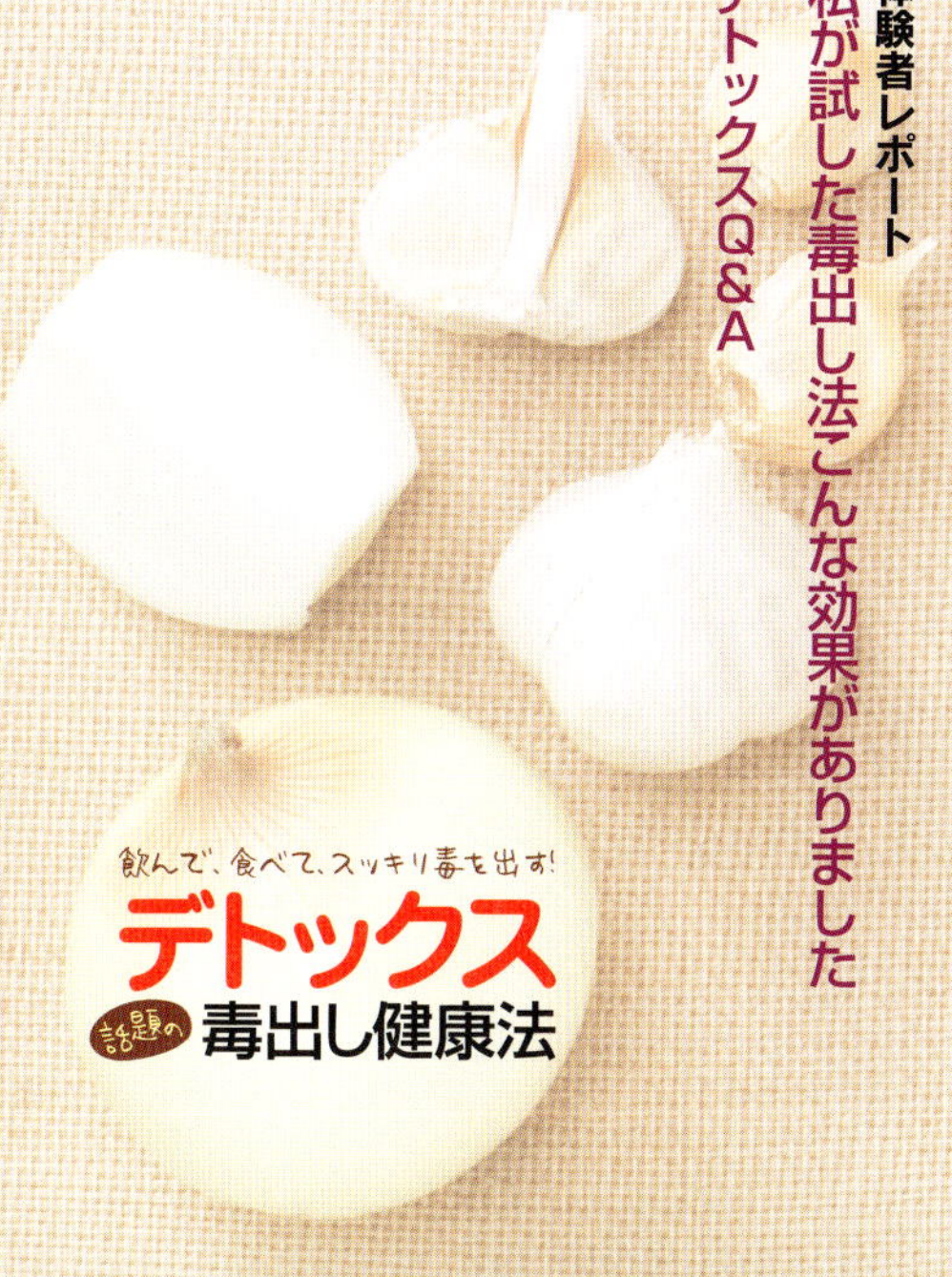
飲んで、食べて、スッキリ毒を出す!
デトックス
話題の毒出し健康法

スッキリ毒素を出さないと、キレイになれない！

デトックスってなに？

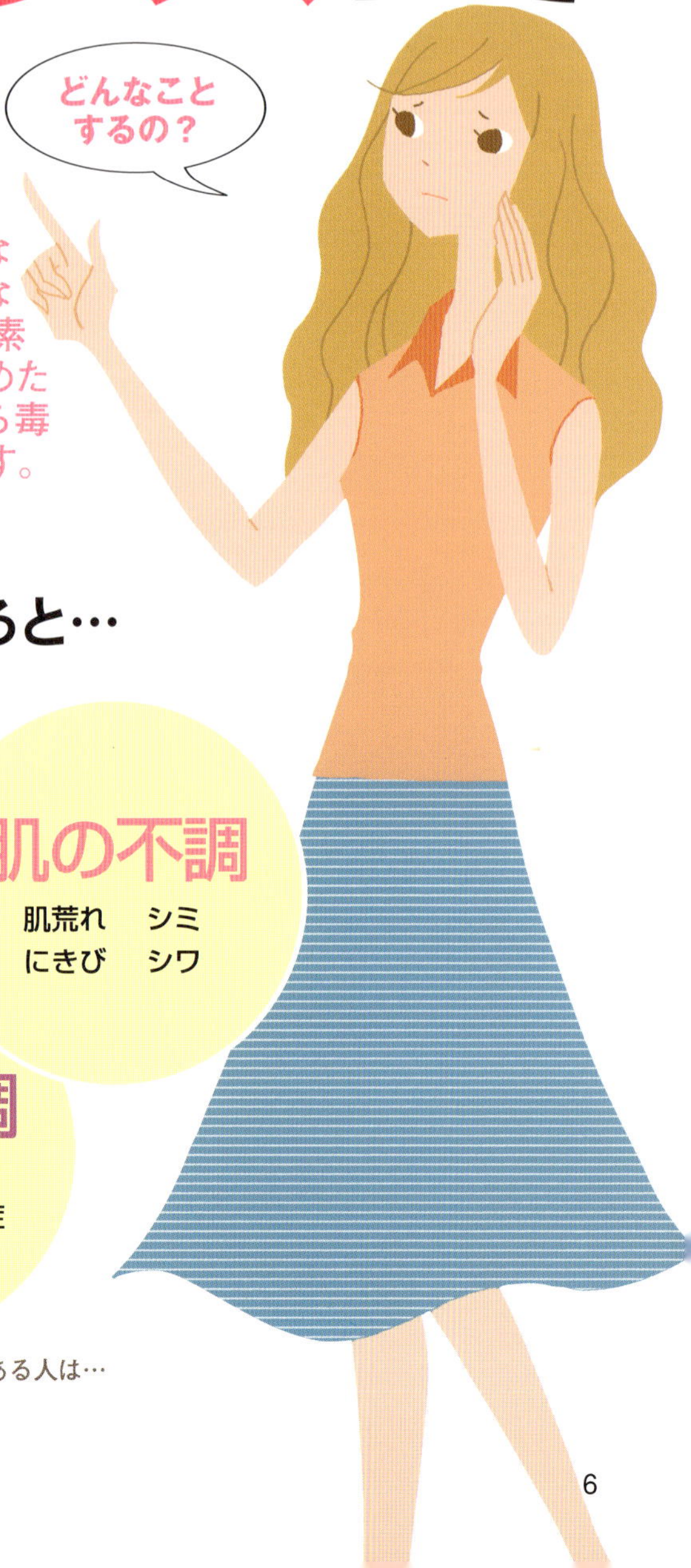

ダイエットしてもなかなかやせない。化粧品をかえても肌荒れがなおらない。それは体にたまった毒素が原因かもしれません。そこで始めたいのが「デトックス」。体の中から毒素を出す優れた体内浄化の方法です。

What's detox? チェック編

毒素が体にたまると…

体の不調

疲労感　冷え性
便秘　肥満
肩こり　むくみ
生活習慣病

肌の不調

肌荒れ　シミ
にきび　シワ

心の不調

ストレス　うつ
イライラ　自閉症

上記の不調は体内毒素が原因かも。心あたりがある人は…

▶▶▶ 今すぐCHECKテストへ

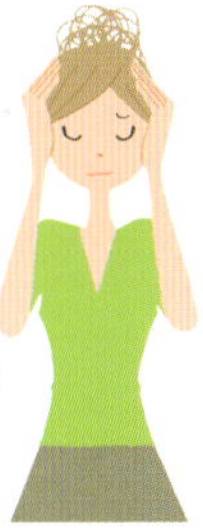

CHECKテスト

「毒素」をためていませんか？

まずは「どのくらい毒素に汚染されているのか」「毒素をためやすい生活はしていないか」あなたの毒素レベルを判定！

□ 風邪をひきやすい

□ 関節が痛む

□ 便秘がちだ

□ ニキビができやすい

□ 野菜をあまり食べない

□ シミが増えた

□ 肩こりがある

□ 気分が沈みやすい

□ イライラしやすい

□ ストレスが多い生活だ

□ 魚介類をよく食べる

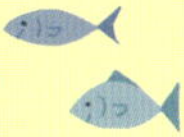

□ たばこを吸う

□ 油っぽいものが好き

□ 浄水していない水道水をよく飲む

□ 歯に金属の詰め物がある

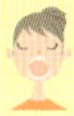

＊判定＊

チェックが０～5個の人

毒素レベル1

油断は禁物！

体内で毒の汚染が進行している危険性はあまりありません。ただし、食生活が乱れていたり、運動不足の人は油断は禁物！毒素をためている可能性があります。デトックス生活でさらにキレイな体を目指しましょう。

チェックが６～10個の人

毒素レベル2

汚染進行中！

毒素が確実にたまり始めているよう。表面的に体の不調が現れていない人でも、今の生活では危険です。実年齢以上に老化している可能性があります。今すぐデトックスを始めて体内にたまっている毒素を出しましょう。

チェックが11～15個の人

毒素レベル3

危険な状態！

あなたの体はかなり汚染されています。疲労状態が続いたり、ストレスなどがきっかけでいつ生活習慣病になってもおかしくありません。今の生活をしっかり見直して、病気になる前にデトックスを始めましょう。

What's detox?
毒素編

健康・美容の大敵「毒素」っていったい何？いつどこで体の中に入るの？

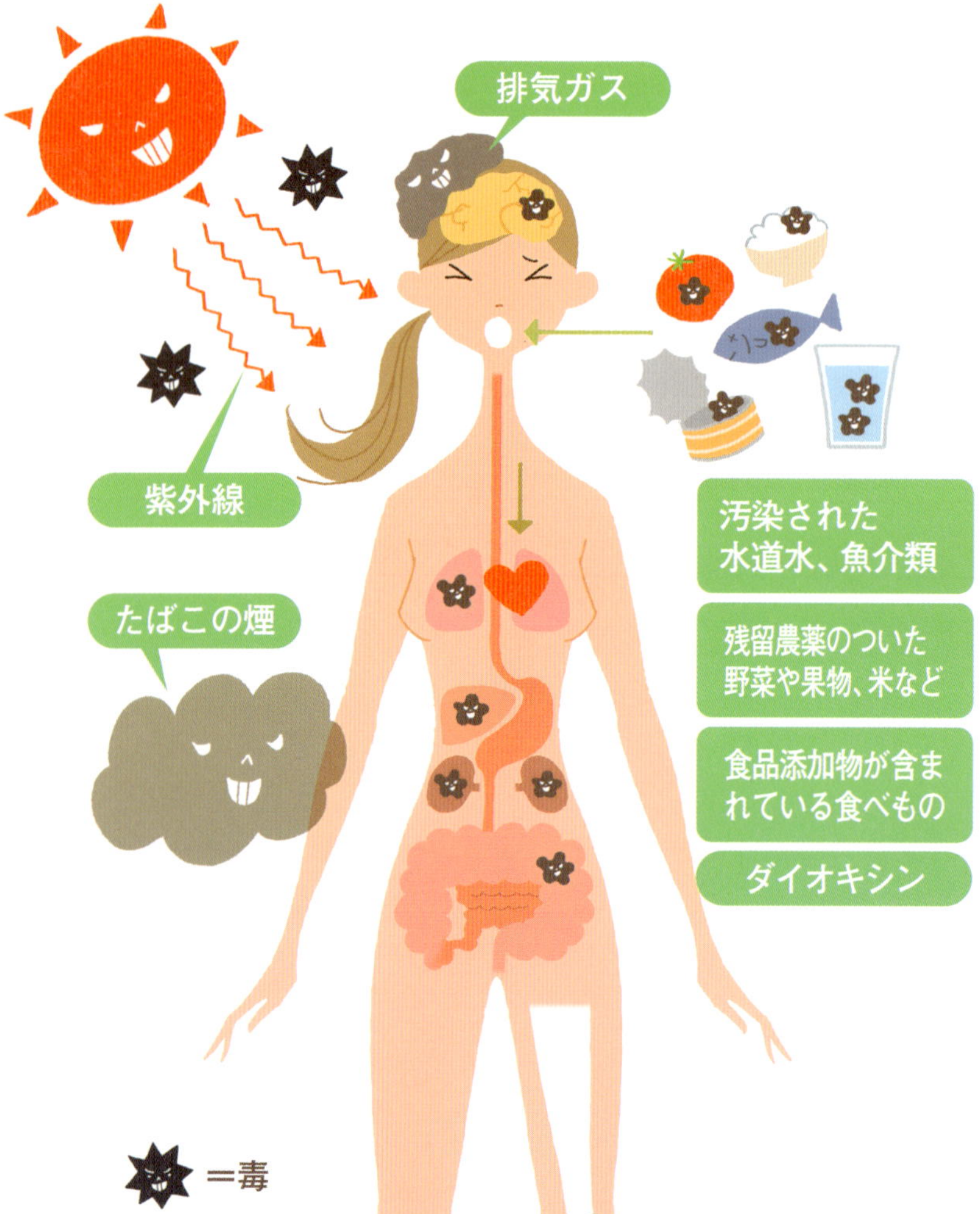

「毒素」は毎日の生活の中で口や肌から入ってきます

例えば車の排気ガス、たばこの煙、ダイオキシンなどの有害化学物質に私たちはいつもさらされています。さらに、毎日飲む水や食べものにも水銀や鉛、残留農薬などの有害物質や食品添加物などもたくさん入っています。

汚染された現代ではこれらの毒素を完全に断ち切ることは困難です。肌や口からいつの間にか入りこんでしまった毒素は、知らないうちに体内にたまっています。

毒素が体の許容量を超えてしまうと、肌荒れや疲労、ストレスなどの不調を起こすのです。

さらに、脂肪を分解する働きも阻害し代謝を低下させる毒素は、ダイエットの大敵でもあります。

毒素の親玉は「有害ミネラル」！
これを排出するのがデトックスです

4大有害ミネラルはコレ！

鉛

汚染された魚介類や残留農薬、たばこ、鉛管による水道水、排気ガスなどから体内へ。腎臓や肝臓にたまり、骨、脳神経系にも悪影響を及ぼす。

症状
頭痛、めまい、疲労、貧血、動脈硬化、イライラ、ヒステリーなど

水銀

汚染された魚介類や水、歯の詰め物（アマルガム）などから体内に入りこむ。無機水銀は腎臓に蓄積しやすく、有機水銀は脳内に侵入しやすい。

症状
冷え性、肩こり、脱力感、うつ、アレルギー性皮膚炎、腎障害、知覚障害など

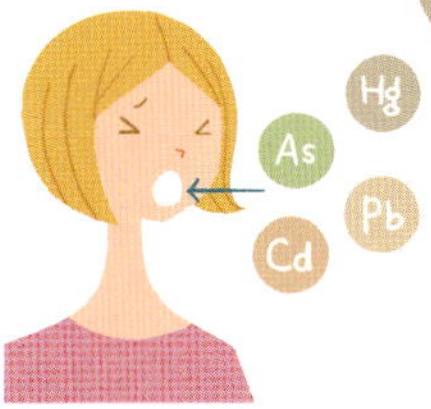

カドミウム

米の残留農薬、汚染された魚介類、たばこ、排気ガスなどから体内へ。腎臓にたまりやすく、腎臓障害が起こるとカルシウムが骨から失われる。

症状
骨粗鬆症、骨折、嗅覚の喪失、吐き気、腹痛、発熱、むくみなど

ヒ素

残留農薬、汚染された水、魚類などから体内へ。ヒ素がたまると皮膚の角化症や皮膚がんが発生し、肺に蓄積されると肺がんになる恐れもある。

症状
肌荒れ、シミ、脱力感、吐き気、手足のしびれ、頭痛、皮膚障害など

さまざまな不調の原因は有害ミネラルにあった！

数ある毒素の中でもっとも怖いのが「有害ミネラル」です。

ミネラルには、カルシウムや鉄など人間の生命活動に欠かせない必須ミネラルと水銀や鉛など体をむしばむ有害ミネラルがあります。

汚染された水道水や魚介類に含まれる有害ミネラルは、一度体の中に入ってしまうとカンタンには取り除くことができません。

体内にためこまれた毒素は、本来人間がもっている内臓や細胞の働きを阻害し、代謝力を低下させます。代謝がうまくいかないと肌荒れ、肥満体質、むくみ、便秘などさまざまなトラブルとなって現れます。

そればかりか、体をサビつかせる活性酸素の発生原因ともなり、放っておくと深刻な病気になる恐れがあります。

さまざま不調の黒幕である「有害ミネラル」。これらを体内から追い出す努力が必要とされています。

What's detox?
有害編

体内にたまってしまった毒素は、いったい体の中でどんな悪さをするの？

毒素がたまると酵素の働きが阻害され、代謝が悪くなる

毒素がたまると体にどのような悪影響が及ぶのでしょうか？

体内に入った有害ミネラルはいったん肝臓で処理をされ、血液によって各器官へ運ばれます。この時、水銀や鉛などの有害ミネラルは、体内で酵素と結合しやすいという特徴があります。

酵素とは、体内のすべての器官や組織を活発に働かせる代謝に欠かせない存在です。血液がサラサラに流れるのも、便が出るのも、脂肪が燃焼されるのも酵素が元気に働くおかげ。

しかし、毒素が酵素と結合するとその機能が鈍くなり代謝力が低下してしまいます。すると、便や尿として出されるべき毒素が排出されずに体内に残って弊害をもたらすのです。もちろん脂肪も燃えにくくなります。

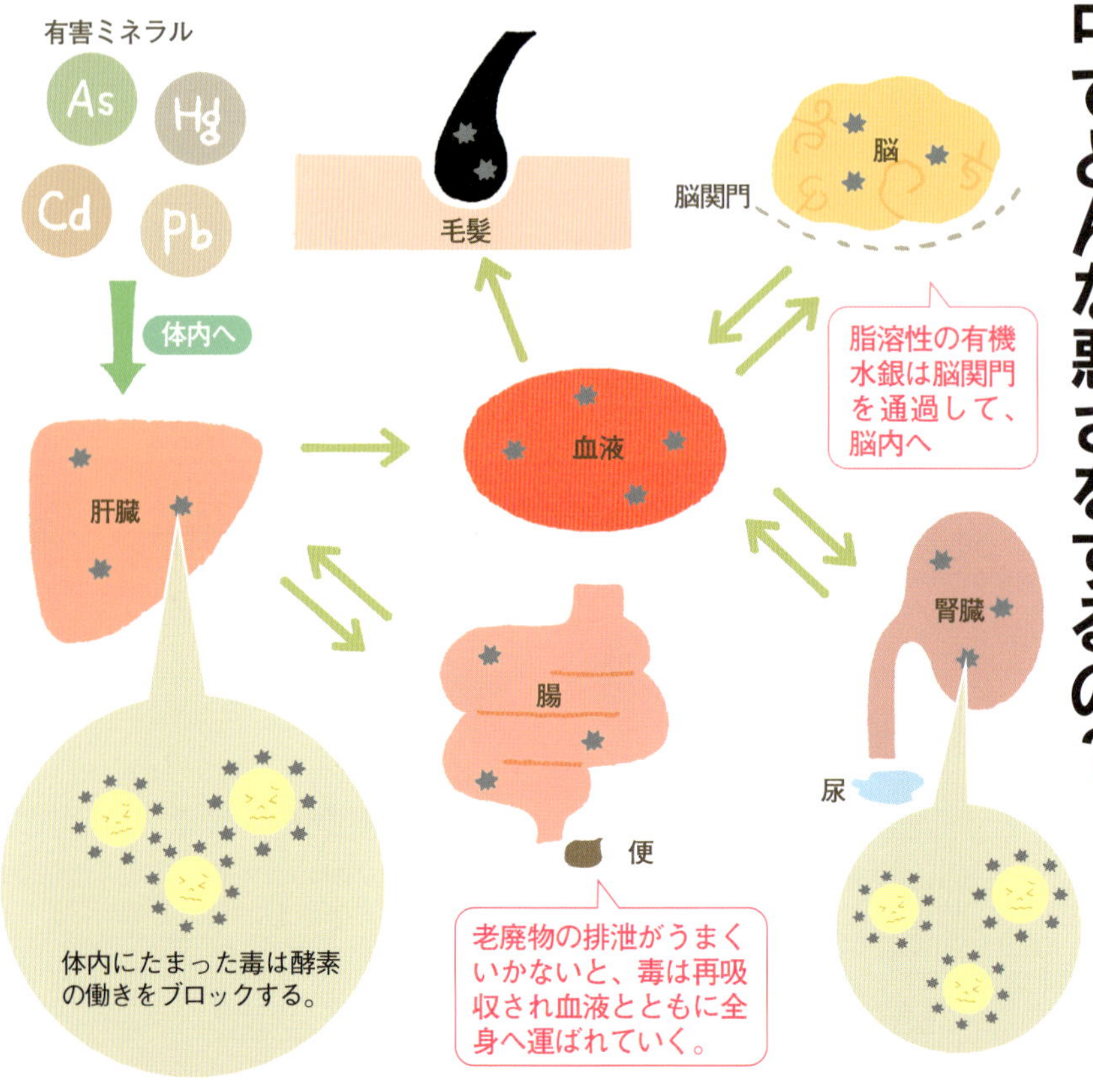

有害ミネラル
As
Hg
Cd
Pb
体内へ
肝臓
毛髪
血液
脳
脳関門
脂溶性の有機水銀は脳関門を通過して、脳内へ
腸
便
腎臓
尿
体内にたまった毒は酵素の働きをブロックする。
老廃物の排泄がうまくいかないと、毒は再吸収され血液とともに全身へ運ばれていく。

＝酵素とは？

酵素には、消化酵素と代謝酵素があり、食べものの栄養素を消化分解して吸収したり、脂肪の燃焼や新陳代謝の活発化、老廃物や毒素の排泄など体のすべての代謝活動に不可欠な存在。

酵素がブロックされると…

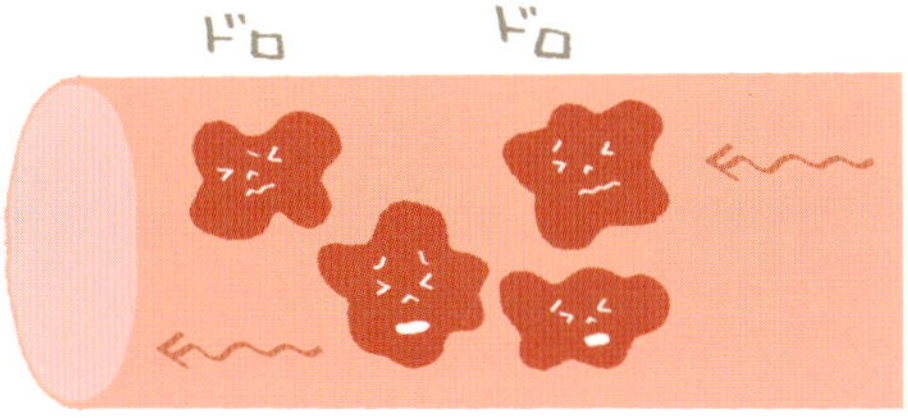

血液循環が悪くなる

血液がドロドロになる

酵素がブロックされると消化、分解しきれない脂肪やたんぱく質が未消化のまま血液中に流れるため、ドロドロ血になります。

すると、血液が行う栄養配給やゴミの回収能力が弱まるため、体力がぐっと低下します。さらに、血行不良により、冷え症や肩こり、腰痛、肌のくすみへと発展します。

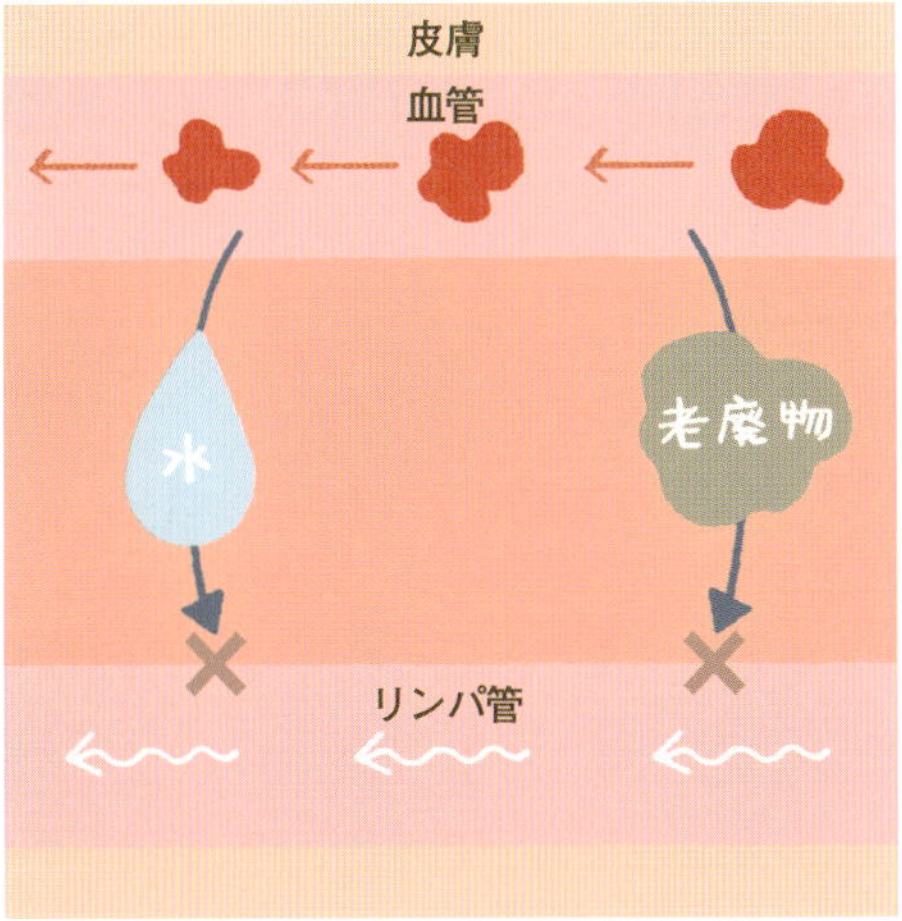

リンパがスムーズに流れなくなる

リンパがつまる

リンパは血液から老廃物や不要な水分を回収して体外へ排出する役割をします。

リンパ液は筋肉の収縮によって流れていますが、血液循環が悪くなると筋肉にコリが生じ、リンパの流れが滞ります。すると、老廃物や余分な水分が体内にたまり、セルライトやむくみが発生します。

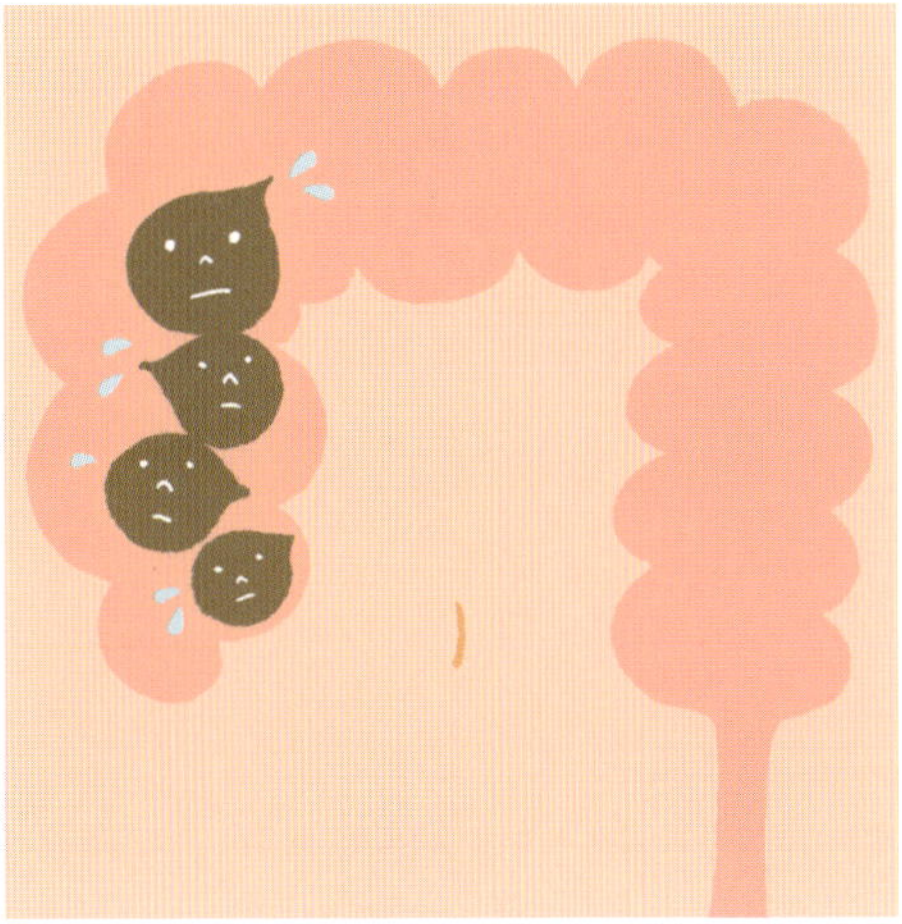

便の排泄が悪くなる

便がつまる

酵素が働かないと、老廃物が分解しきれず宿便として腸の中に残ってしまいます。

停滞した便は腐敗を起こし、有害ガスや毒素を発生し、ニキビやくすみ、体臭の原因をつくります。また便秘は肝臓の働きを鈍らせるため、脂肪を燃やす代謝力を低下させ、やせにくい体質にします。

What's detox?
有害編

体の中からキレイにならなければ本当の美は手に入らない!?

肌老化を進行させる活性酸素の発生原因は毒素にあった！

活性酸素とは、体内に取りこんだ酸素の副産物として発生します。少量だと細菌を殺す作用がありますが、増えすぎると細胞を攻撃し、シミやシワ、老化の原因となる美容の大敵です。

呼吸をするだけで活性酸素は必然的に体内に現れますが、そこにストレスや喫煙、排気ガス、食品添加物などの毒素が加わると活性酸素が大量に発生してしまいます。

さらに排出しきれなかった有害ミネラルも、活性酸素をつくりやすくする原因のひとつ。体内にたまった毒素は、私たちの美容をつねに脅かしているのです。

そして、美容にとってもうひとつ深刻なのが、水銀がヒアルロン酸の生成をじゃましていること。ヒアルロン酸とは肌の真皮層にあり、保湿力を保つのに欠かせない存在。それが不足すると、肌の水分がうばわれ、ハリとツヤがなくなってしまうのです。

このように、毒素を排出して体の中からキレイにならなければ、本当の美は手に入らないのです。

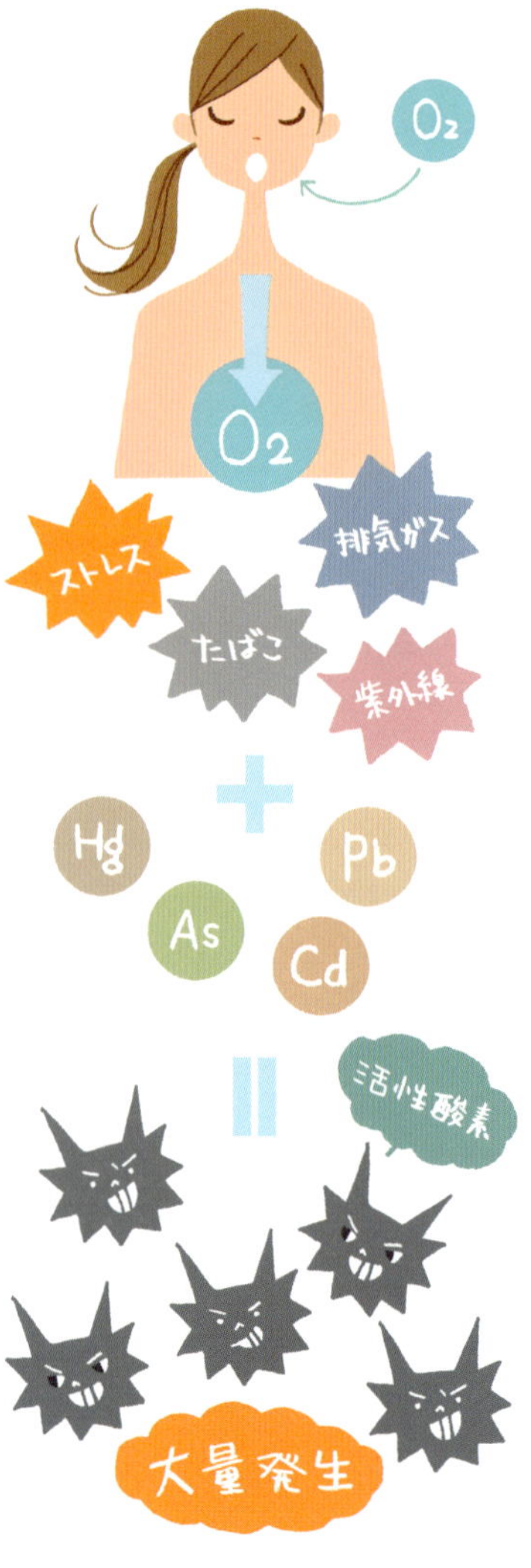

活性酸素の恐怖

お肌の表皮に影響！
→シミ、くすみ、ソバカス

真皮部分のコラーゲンなどを傷つける！
→シワ、たるみ

What's detox?
排出編

5つの出口から毒素を排出して体内の流れをスムーズにしましょう

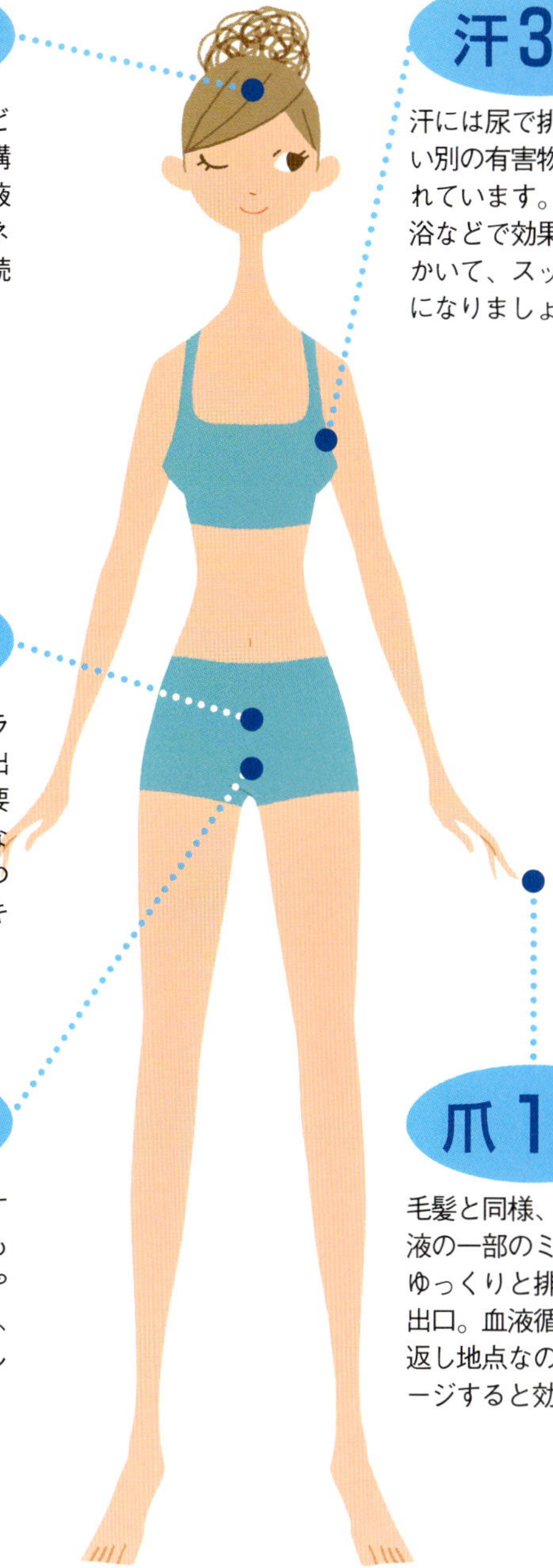

毛髪1%

毛髪は食べものなどの余った栄養分で構成され、体内の血液の約3ヵ月前のミネラルバランスが継続的に記録されます。

汗3%

汗には尿で排出されない別の有害物質が含まれています。運動や入浴などで効果的な汗をかいて、スッキリ体質になりましょう。

便75%

老廃物や有害ミネラル、ガスなどが排出されるもっとも重要な出口。スムーズなお通じをつねに保つことがスッキリ、キレイの秘訣です。

尿20%

血液が腎臓を循環するときに、必要なものと有害ミネラルや老廃物が分けられ、水分とともに尿として排出されます。

爪1%

毛髪と同様、体内の血液の一部のミネラルがゆっくりと排出される出口。血液循環の折り返し地点なのでマッサージすると効果的。

＊毒素は口や肌から体内に入り、肝臓などで処理をされ、便や尿として排出されます。この排出システムが正常に保たれているのが理想の健康体です。デトックスで、出すべきものはスッキリ出して体の中からキレイになりましょう。

What's detox? 効果編

健康と美容が手に入る毒出し健康法のココがいい！

デトックスでうれしいこと7カ条

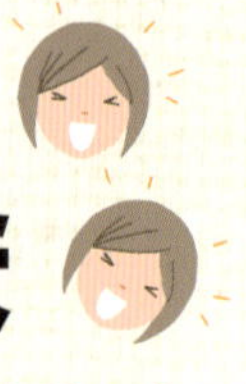

デトックスは毒素をスッキリ出してきれいになる発想。毎日感じていた体の不調も驚くほどなくなり、心の毒も一掃されます。美容に敏感な欧米女性も虜にしたデトックスの効果はこんなにあるのです。

うれしさ1 あこがれのやせ体質になる

毒素を出すと、人間が本来もっている循環機能が活性化されるため、新陳代謝が非常によくなります。代謝率があがると、皮下脂肪の燃焼率も高まるので自然とやせやすい体質に。いくらがんばってもやせなかった人もやせることができるのがデトックスダイエットです。

うれしさ2 肌が生まれかわる

赤ちゃんの肌がプルプルなのは、水分が豊富に含まれているから。その高い保水力を担っているのがヒアルロン酸です。体内に水銀がたまると、ヒアルロン酸の生成が阻害されて、水分が不足してしまいます。デトックスで水銀を出すことが赤ちゃん肌を手に入れる秘訣です。

うれしさ3 きれいな腸でアンチエイジング

腸の健康は体全体の健康へとつながっています。デトックスで腸内環境を整えておくことは、消化器官の浄化にもつながり、便秘の解消はもちろん、細胞の老化防止も期待できます。毒出しは、細胞が若返り、体の内側からアンチエイジング効果が発揮されるというわけです。

うれしさ4 冷え性、肩こりなどが改善

体内にたまった毒素は、血液をドロドロにします。血行不良に陥ると、冷えや筋肉の萎縮で、肩こりや腰痛が生じます。こうした慢性的な悩みも、デトックスで血液をサラサラにすれば、スッキリ改善されていきます。

うれしさ5 体のダルさやむくみがなくなる

毒素を出すと、体液の働きが活性化され、たまっていた乳酸などの疲労物質の排出やリンパの流れもスムーズになるので、疲れやすさやむくみが解消されてい

きます。毎日重たく感じていた体も驚くほどスッキリして、軽くなります。

うれしさ 6 生活習慣病予防に効果的

現代人を苦しめる生活習慣病は、生活スタイルで防ぐことも、悪化させることもあります。毒素がたまり続けると最終的に行き着いてしまうのがこの病気です。毒素は知らない間にもたまり続けています。ふだんの生活をデトックス生活に切りかえることが生活習慣病の第一の予防になるのです。

うれしさ 7 心の毒もスッキリなくなる

心身をリラックスすることはデトックスにおいてとても重要なこと。なぜなら、緊張をほぐす副交感神経の働きが活発になると、血行がよくなり、体温の維持や代謝力が向上するからです。ストレスで心にたまった毒も解消でき、精神状態も安定します。

うれしさアップのデトックスはコレ！

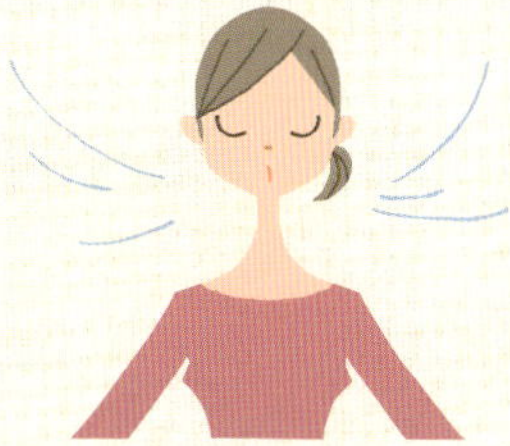

深呼吸をする

リラックスすることで毒も自然と排出してくれます。

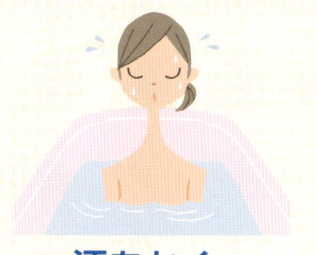

汗をかく

汗には有害物質がたっぷり。入浴や運動で毎日流して！

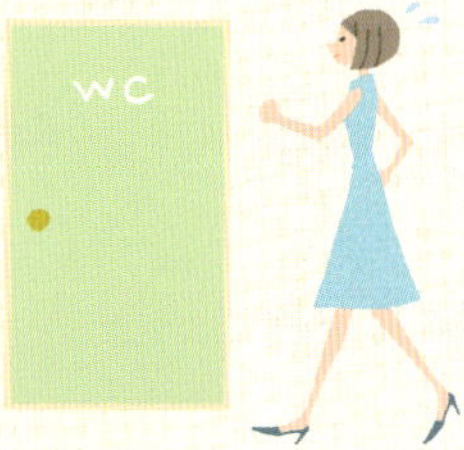

便や尿を出す

ほとんどの毒の出口はココ！我慢しないで出しましょう。

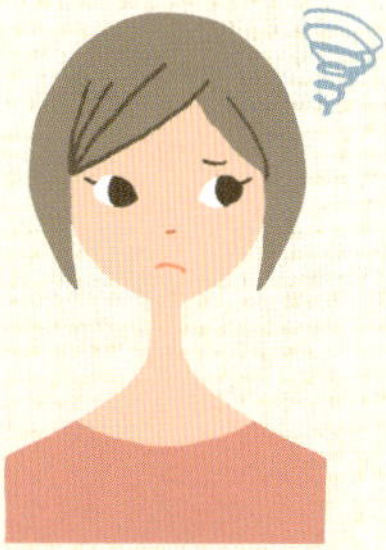

生理

月経も汚れた血を出してスッキリする行為のひとつ。

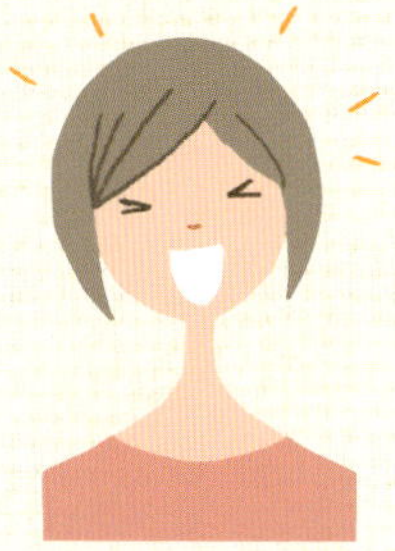

おもいっきり笑う

大きな声で笑ったり歌うことは最高のストレス解消法！

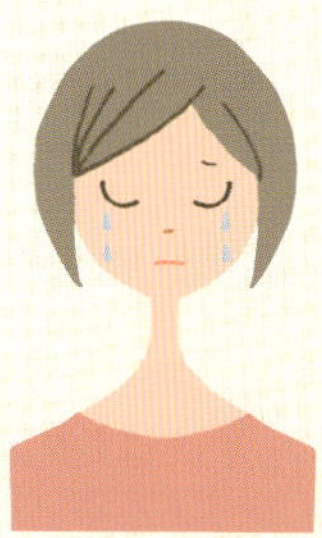

泣きたいときは泣く

嫌なことは涙とともに流してスッキリしましょう。

こうすれば毒が出る

デトックス基本の4ステップ

デトックスはとてもカンタン。この4つを実践編と合わせてクリアすれば完璧！

PART 1

飲む

Drink

毒出しの基本となる「飲む」をまずはマスターしましょう

▶P21〜

デトックスの基本はつねに体の中をうるおすこと

水を飲むことはデトックスの基本です。水は細胞内の老廃物や毒素を尿や便、汗とともに外に出し、細胞に栄養を運ぶ重要な役割をします。そのため、体内の水分が不足すると、老廃物や余分な水分がたまり、血液がドロドロ状態に。

まずは、つねに体にうるおいを与え、老廃物の流れをよくして、代謝力を一定に保つことが大切です。

新陳代謝が活発に！

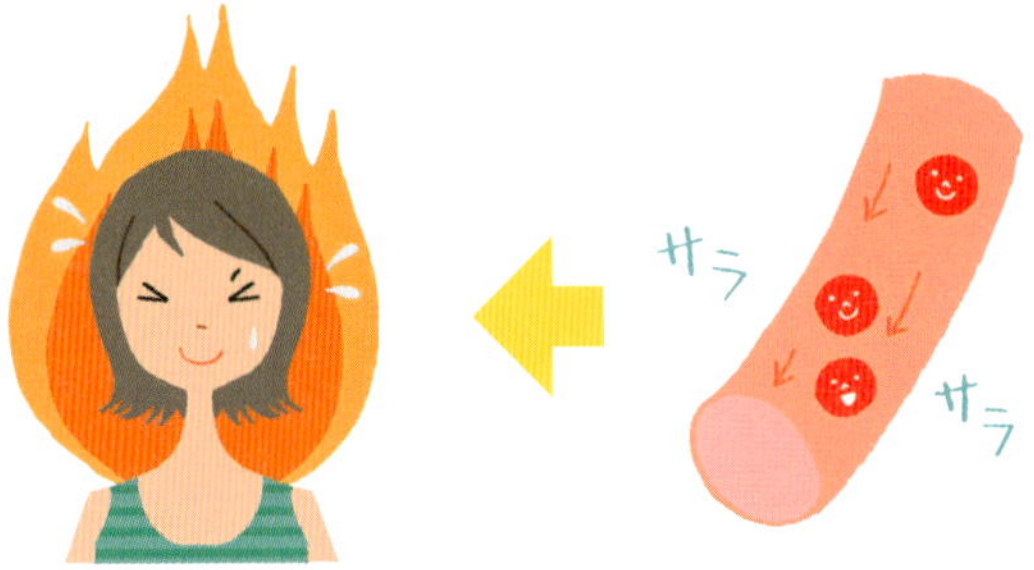

水を飲むと血液の循環がよくなり新陳代謝が活発になるので、必要な栄養分は吸収されやすく不要な毒素は排出されやすくなる。

ダイエット&美肌効果が抜群の「飲む」デトックス

「水飲み」は、ダイエットと美肌の効果も期待できるお得なデトックス。その秘密は「代謝力」にあります。体内の代謝がよくなれば、脂肪の燃焼も自然と高まり、気付いたらやせ体質に！　また、シミや肌荒れの原因になるメラニンや老化角質も、代謝を高めることで撃退することができるのです。

やせ体質とつるつるのお肌を手に入れるためにも「水飲み」によって体内をうるおしておくことが大切です。

Effects of Detox

「飲む」デトックスの効果

1. 排泄がスムーズに
2. 新陳代謝UP!!
3. 食欲抑制
4. 美肌効果
5. 発汗を促進

PART 2

食べる

Eat

食事は毎日のこと。ちょっとの工夫で確実に効果が現れます

▶P37〜

毒を入れない!

安全な食材選びと下ごしらえの工夫で毒を防ぐ

まずは、口から入ってくる毒を「体に入れない」ことが大切です。毒の侵入を少しでも防ぐためには、無農薬や無添加など安全な食材を選びましょう。

もっと手軽な方法は野菜をよく洗う、肉や魚は湯通しするなど、かんたんな下ごしらえをすること（→P38）。これをするだけでも残留農薬などの毒が流れ殺菌されます。

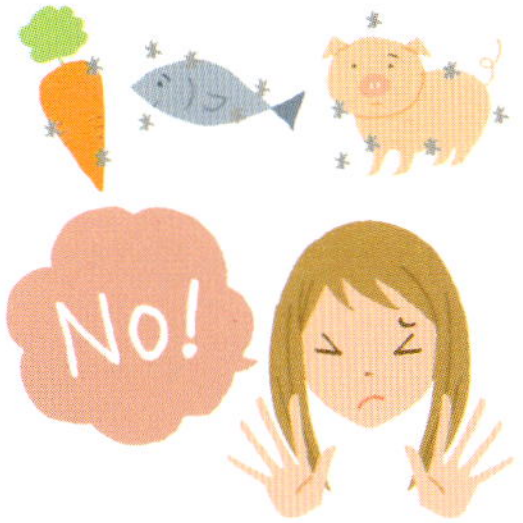

毒出し食材

毒素をはさみこんで排出

体内に入った毒素は毒出し食材で排出しましょう。まずは、「毒素をはさみこんで排出」する食材。

有害ミネラルはそれ以上分解されないため、キレート成分などと結合させて排出する必要があります。キレート成分とは、細胞内についた有害ミネラルをカニのツメのようにはさみこんで、体の外へ出す成分のこと。これにより、ブロックされていた酵素も解放され、活発に働くことができます。この食材は「ケルセチンや硫化アリル」を多く含むものです。

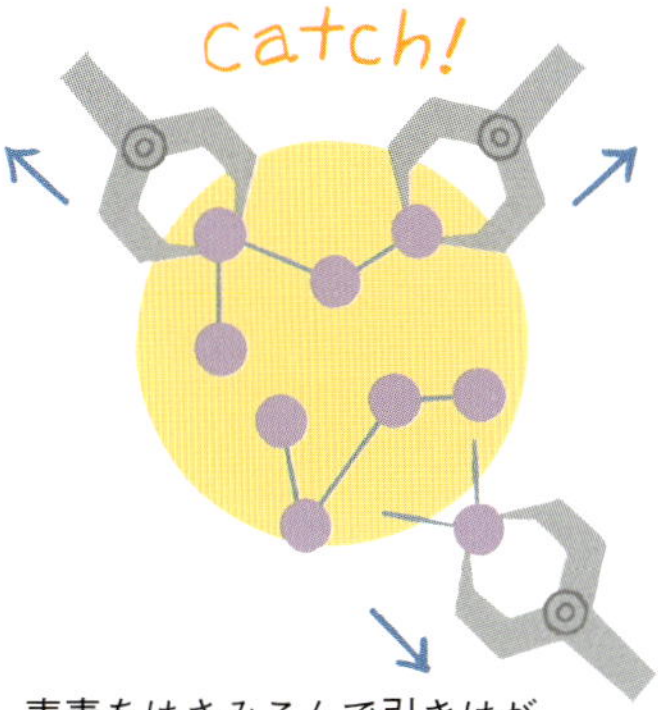

毒素をはさみこんで引きはがし、排出するキレート作用。

毒出し食材

解毒力を高める

2つめは解毒酵素をつくる材料となってくれる「亜鉛やセレン」を含む食材。

亜鉛やセレンは、メタロチオネインやグルタチオンという解毒たんぱく質を体内でつくる刺激になっています。この2つの解毒たんぱく質は、有害ミネラルと結合して無毒化する働きをしてくれるため体内の解毒力が高まります。

毒出し食材

毒を押し流す

3つめは「食物繊維」を多く含む食材。

食物繊維は消化されずにそのまま便として排泄されるので、腸にたまった老廃物も一緒にからめて押し出してくれます。また、キレート成分や無毒化された有害ミネラルの排泄も促進するので、他の食材ととると毒出し効果が高まります。

▼毒出し食材について詳しくはP40へ

PART 3

リフレッシュする

Refresh

ストレッチ、マッサージ、入浴で体スッキリ！

▶P55～

ストレッチ

ゆがみを改善して老廃物の排出をスムーズに

ストレッチで整えたいのが「体のゆがみ」。背骨や骨盤、股関節など、体の中心にゆがみが生じると毒素を体外へ排出する肝臓などの機能が低下するため新陳代謝が悪くなり、老廃物が外に出づらくなります。

では、ゆがみの原因は何でしょうか？ それは、骨を支えている筋肉の硬直です。筋肉が硬くなると骨の動きも悪くなり、毒素がたまるもとに。ストレッチなどの伸縮運動で、筋肉を覆っている筋膜と筋肉を十分にほぐすことがゆがみ改善につながります。

マッサージ

リンパ液の流れを活性化して老廃物を流し出す

デトックスに欠かせないのが血液とリンパ液の働きです。これらが正常に機能していれば、毒素の排出をスムーズに行うことができます。

この2つに効果的に作用するのが「リンパマッサージ」。リンパとは体中に張りめぐらされ、血液中の毒素を回収し、排出する働きがあります。

この流れが滞ると、毒素が回収されずに、老廃物や余分な水分が体にたまってしまいます。リンパマッサージでリンパ液の流れを活性化させ、毒素をスムーズに排出しましょう。

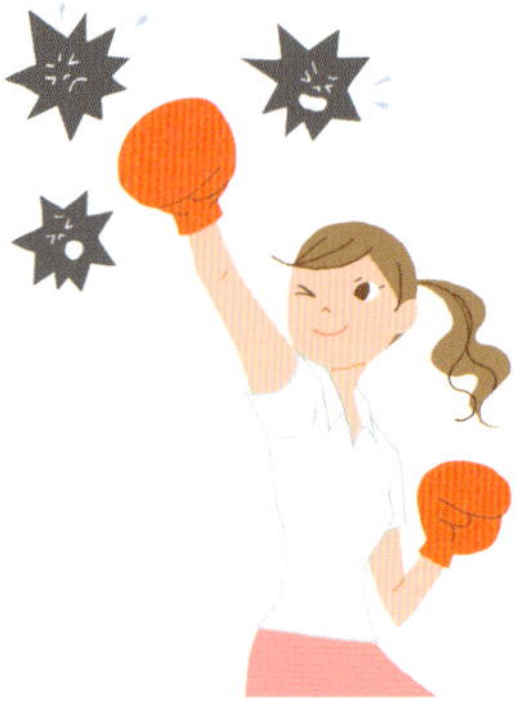

女性の敵のむくみやセルライトもリンパマッサージで撃退!!

入浴

入浴のポイントは毒を含む「じんわり汗」をかくこと

毒素の出口として代表的な「汗」。汗には水っぽい汗とじんわりした汗の2種類があります。水っぽい汗は肌表面の汗腺から出る体温調節のための汗ですが、毒素を排出するのに必要なのは、表皮深部の皮脂腺から出る「じんわり汗」をかくことです。

この汗は体内に蓄積された毒素やコレステロールなどの脂肪分が含まれていて、ジョギングなどの有酸素運動で出るねばり気のある汗のことを指します。

そこでオススメなのが「半身浴」。体の内側から時間をかけて温めてくれるので、脂肪が溶けこんだ「じんわり汗」を手軽にかくことができます。

また、入浴で体があたたまると血液やリンパ液の流れがスムーズになり、汗のほかにも便や尿、疲労物質の排出が促進されます。さらにリラックス効果が高い入浴は、体だけでなく心の毒も排出してくれます。

大好き　お風呂のうれしい効果

ゆっくり湯船につかるだけで、こんなに効果があるお風呂。
ムリなくカンタンに毒を出してキレイになれるから続けやすい！

心臓のポンプ作用で毒出し効果UP!!

入浴で心臓のポンプ作用が活発になります。すると、代謝や解毒を行う肝臓や尿をつくる腎臓に運ばれる血液量が増え、老廃物の排出がスムーズに。

疲労回復とダイエット効果

お湯の温度が体に影響を与えると、血行がよくなり、疲労物質が排出されます。また、脂肪の代謝活動もさかんになるのでダイエットにも効果的です。

水圧作用でむくみ解消

お風呂の水圧によって血管やリンパ管が圧縮され、流れがよくなります。さらに、下半身の血液が心臓に戻りやすくなるのでむくみが解消されます。

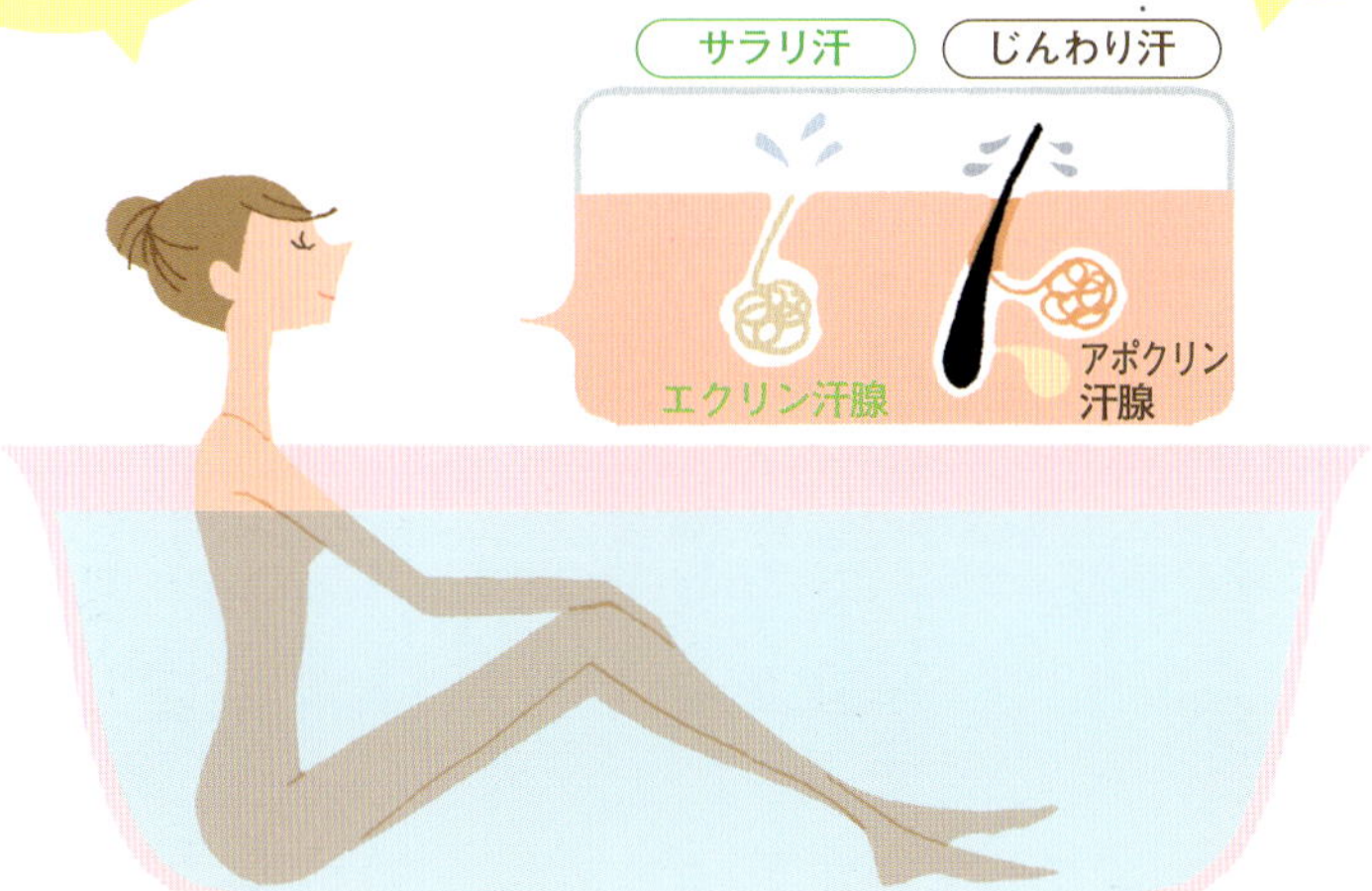
サラリ汗
じんわり汗
エクリン汗腺
アポクリン汗腺

リラックス効果でストレスフリー

入浴すると、緊張をとってくれる副交感神経の働きが活発化し、リラックスできます。そのためストレスでたまった心の毒も排出されます。

水の抵抗で運動効果抜群

お風呂の中では、つねに水の抵抗があります。手や足を動かすことで、ふだんあまり使わない筋肉を刺激してくれるため、運動効果が抜群です。

体温上昇で免疫力UP!!

体温があがると、血液中の有害菌やウイルス、老廃物を処理する白血球の働きが活発になり、血液がキレイになって、免疫力が高まります。

PART 4
サプリで出す
Supplement
忙しい人もすぐ実践できるサプリメント
▶P75〜

キレート系サプリメント

有害ミネラルをはさみこんで排出を促す

デトックス4ステップめは、さらに強力な解毒をするための方法です。それは、食材などから摂取しにくい、解毒成分を手軽にとれる「サプリメント」。

デトックスサプリは、従来の健康法のような栄養分を補う「足す」ものではありません。体内に蓄積された毒素を「引く」サプリのこと。この「プラス」ではなく「マイナス」の発想こそがデトックスの提案です。

1つめは「キレート系」。「α-リポ酸」や「含硫アミノ酸（システン、メチオニン）」に代表されるこのサプリメントは、キレート作用（→P17）があり、細胞から有害ミネラルをはさみこんで引きはがし、排出に導いてくれます。さらに、活性酸素の抑制にも効果的です。

解毒力アップ系サプリメント

人間が持つデトックスたんぱく質の生成を誘導します

人間が本来持っている解毒力を回復させてくれる成分が「亜鉛とセレン」です。「亜鉛」は、解毒を担う肝臓で作用する「メタロチオネイン」の生成を働きかけます。メタロチオネインはシステインというアミノ酸を含み、水銀やカドミウムなどと結合して無毒化する働きをします。

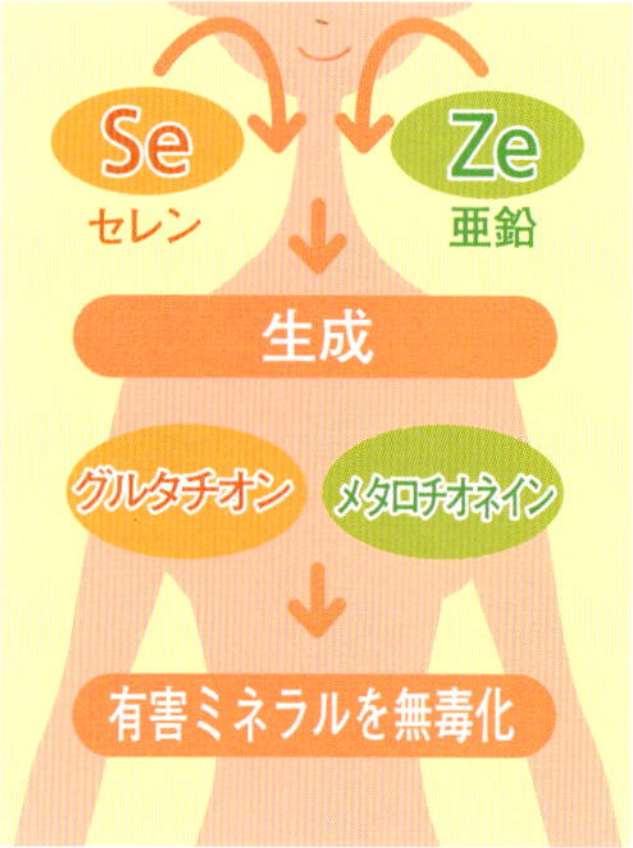
Se
セレン
Ze
亜鉛
生成
グルタチオン
メタロチオネイン
有害ミネラルを無毒化

「セレン」は抗酸化力が強いことで知られていますが、化学物質をとり過ぎると不足する「グルタチオン」を増加させる働きもあります。グルタチオンは解毒作用の6割をつかさどるといわれ、有害ミネラルを封じこめ、無毒化する働きをします。

腸内清掃系サプリメント

食物繊維で腸内をキレイに保つことがデトックスのコツ

腸が汚れていると、せっかくグルタチオンなどの解毒たんぱく質で、分解された毒素が体外に排出されずに腸内にとどまってしまいます。腸に停滞してしまった毒素は肝臓を弱らせ、血液を汚し、体内の解毒効果をさらに低下させます。

そこでとりたいのが「食物繊維」。食物繊維は、お腹の中で水分を吸収し便をやわらかくしたり、便のかさを増やし腸の運動を助けるため排泄がスムーズになります。また、腸内で毒素をからめて排出してくれるため、腸をつねにキレイに保つことができます。

PART 1

「飲む」から始まる毒出しLife

水やデトックスドリンクを飲むことはデトックスの基本になります。
まずは、飲んで体にたまった毒素を尿や便としてすばやく排出。
デトックスダイエットのめざましい効果もココから始まります。

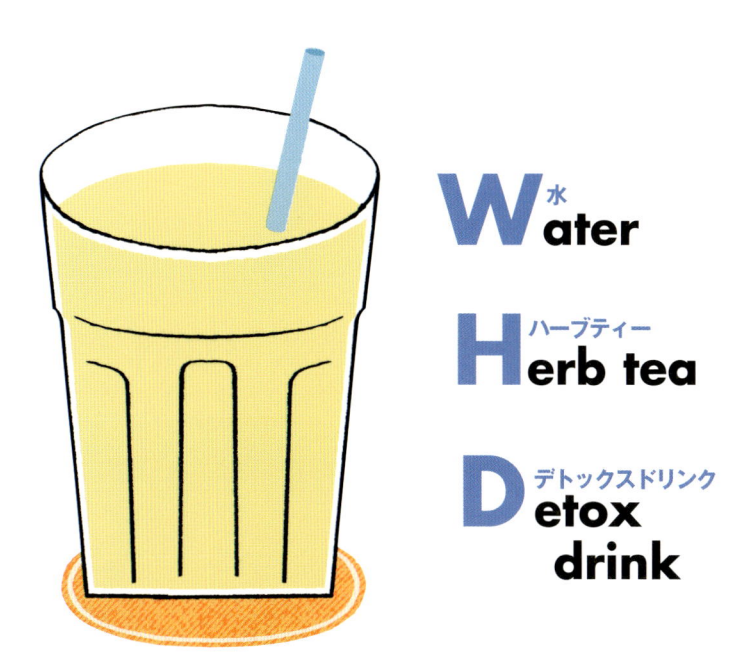

Water《水》

Herb tea《ハーブティー》

Detox drink《デトックスドリンク》

Water

体内にうるおいを与え、毒素を撤去。健康・美肌・ダイエットに効果を発揮

●水分が不足すると

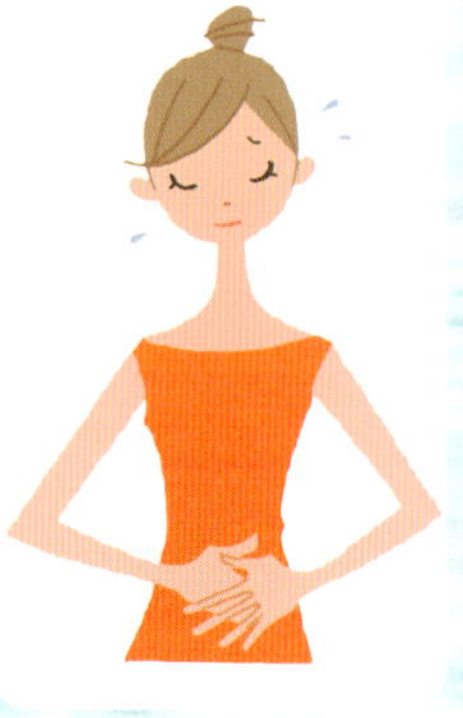

体内に老廃物がたまる

血液粘度が高まり、血中に老廃物がたまると、血液がドロドロになって体の活性が低下してしまいます。

▼

起こる症状

便秘やむくみ、やせにくい体質になる

水分補給が毒出しの基本になる

水を飲むことはデトックスの基本です。水は体にたまった老廃物をすばやく排出してくれる効果があります。

水分補給で体内の水分サイクルを正常に保ち、体内浄化作用を促し、健康を保つことができます。また胃の働きが活発になると、不要な水分は尿や汗、便となって排出されます。さらに、大きく分けると、水には2つの効果があります。

1つめは「吸収の抑制」。吸収を抑制することで、体内で毒素となる過剰な成分の吸収を穏やかにしてくれます。

2つめは「排出を促進」。排出を促すことで、体の毒素排出機能を正常にします。

水を飲むことで体内の毒素を上手に排出すれば、肌荒れや肥満など体のバランスが崩れて起こる症状が改善されます。

吸収の抑制

1 胃酸が薄まる

満腹中枢が刺激され、食べ過ぎ防止に効果的

2 インスリンの分泌を抑制する

すい臓の負担が軽減され、血糖値の低下につながる

3 ミネラルを補う

ミネラル不足による食欲を抑えることができる

排出の促進

1 代謝力を高める

栄養を吸収し、不要な物質を排出できる

2 血液をサラサラに

血液中の余分な糖や脂肪を体外へ押し出すことができる

水分補給によるメリット

新陳代謝のアップ

水分を補給することで、体内活動を活発化させ、体内のエネルギー消費量を高める効果があります。

排泄がスムーズに

ミネラルを豊富に含むミネラルウォーターを摂取することで排出の効果を高めます。

美肌効果

新陳代謝を促すことで、老化角質を撃退し、ハリのある肌を取り戻すことができます。

食欲抑制

水飲みで胃酸を薄めて、食欲を抑えることができ、「食べ過ぎ」を防ぐことができます。

発汗を促進

新陳代謝が高まることで、発汗作用が働き、老廃物を汗といっしょに排出することができます。

水を飲むことで体内の不要なものを排出することができます。デトックスの基本となる「水飲み」で健康、美容、ダイエットとさまざまな効果を得ることができます。水を上手に活用することで健康的な生活を送ることができるのです。

Water

水飲みデトックスを始める前に知りたい水のこと

一日1500㎖の水分補給が必要

体の中で必要な水は吸収され、不要な水は排出されます。水を上手に飲むことで必須ミネラルを補給でき、胃が刺激を受けて活発に働きます。代謝も高まり、不要な成分は尿や汗として排出されます。

体から出る水には呼吸や汗により失われる「不感蒸泄《ふかんじょうせつ》」があります。不感蒸泄で700㎖、尿で1500㎖の計2200㎖の水が1日に失われます。これを食事で700㎖、水分で1500㎖補うことが必要です。

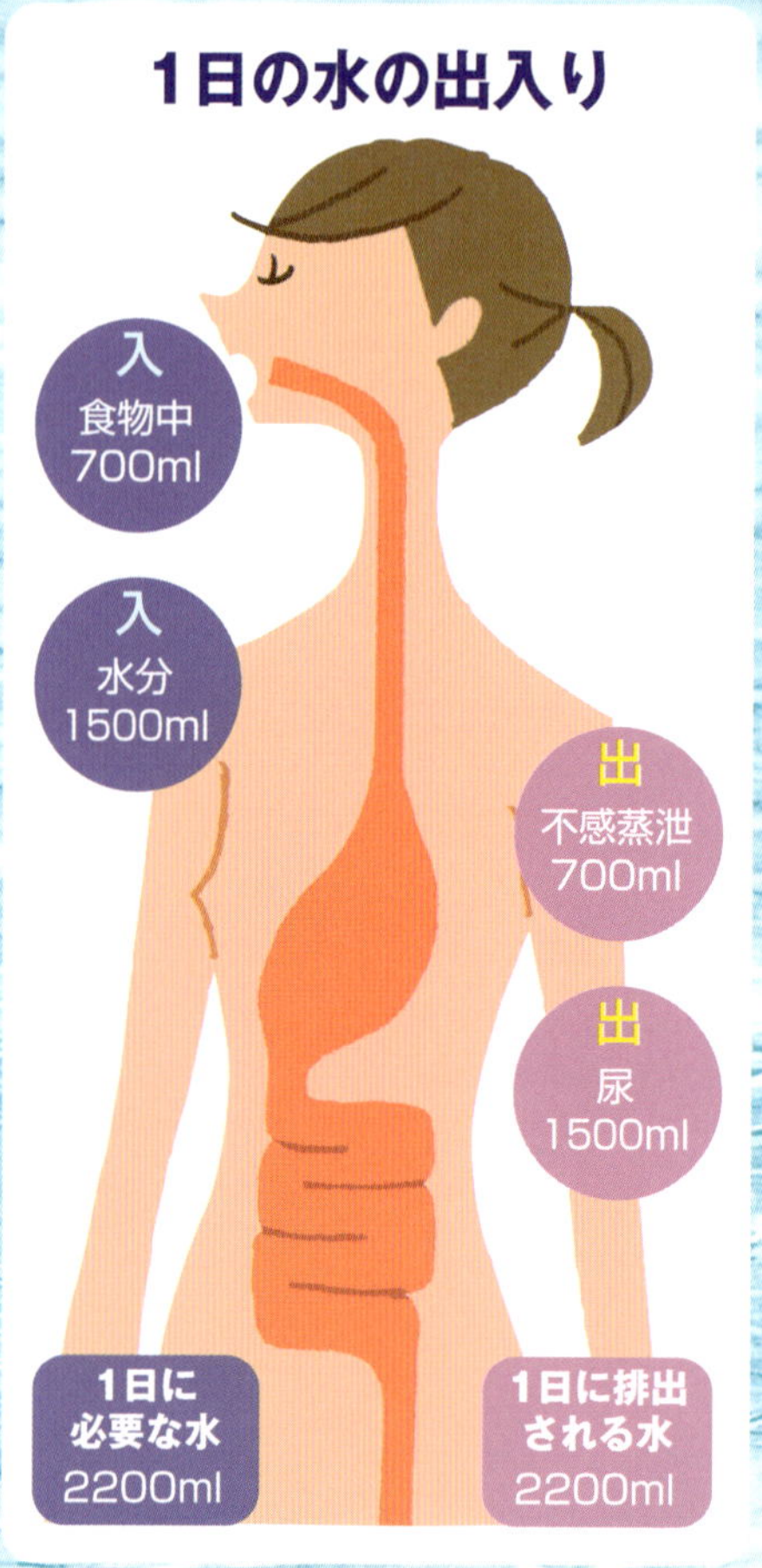

飲むデトックスの基本はミネラルウォーター

水を体内に補給するときに気をつけたいのが水の種類。家庭の蛇口から出る水道水には水銀や鉛など有害ミネラルの危険性がたくさん。

一般的に水道水は沸騰させて使用すればよいという考え方があります。しかし、沸騰させても鉛やアルミニウムは蒸発しないで残ってしまいます。

微量であれば体にそれほど害がないといわれていますが、ある程度の量を超えたり、鉛や水銀などといっしょになると体に危険を及ぼします。

そこで、飲むデトックスに必須となるのが「ミネラルウォーター」です。不純物がとり除かれているミネラルウォーターをふだんから使うことで、体に毒素を入れない生活を送ることができます。

水の成分と効果

飲む水には人間の体に不可欠な必須ミネラルが多く含まれています。しかし、水道水には有害ミネラルが含まれていますので、ミネラルウォーターや逆浸透膜水で水分補給をしましょう。

マグネシウム

腸を刺激して腸内の水分分泌を高め、排便を促す

カルシウム

腸の中で有害物質と結合し、不消化物をつくり、便として体外へ排出

サルフェート

腸内細菌などの微生物の繁殖を促し、便秘解消に効果を発揮

ナトリウム

腸の老廃物の排出を助ける。肝臓で尿素やアンモニアなどの有害物質を排出する

カリウム

細胞内の水分量を調節。余分な塩分や水分を排出して、むくみを予防

究極のデトックスは「逆浸透膜水《ぎゃくしんとうまくすい》」です

水を飲むときにはミネラルウォーターなど手軽な方法がありますが、米をといだり、スープなどをつくるときは水道水を使用するという方も多いと思います。ふだん、水道水で済ませていたものをミネラルウォーターに変えるとなると、生活への負担が大きくなってしまいます。

有害物質の除去に有効で長い目で見れば経済的なものとして考えられるのが市販の浄水器です。しかし、市販の浄水器では有害物質が20％は残ってしまう可能性があります。

そこでオススメなのが「逆浸透膜水」。一般的な浄水器をさらにパワーアップさせたすごい装置です。

「逆浸透膜水」は、ポンプで圧力をかけて、分子レベルで水道水を浄化します。細菌やヒ素、塩素、サビ、ダイオキシンなどの不純物をすべて不純水として排除してくれるので、究極のデトックス生活を送ることができます。

Herb

利尿効果が抜群。リフレッシュ効果も得られるデトックスハーブティーの魅力

ハーブティーの魅力 1

ハーブティーの効果

◆汗や尿の排出を助けてくれる
◆心のリフレッシュを助けてくれる
◆ブレンドすることでハーブの効果を高めて飲む

ハーブティーの魅力 2

ハーブティーの保存方法

乾燥ハーブは2年程度の保存が可能です。しかし、上手に保存しないとカビや虫の発生、品質の低下につながってしまいます。下記の項目を参考にハーブを上手に保存しましょう。

◇高温・多湿、直射日光を避け、密閉容器に乾燥剤を入れて保存しましょう。（乾燥ハーブは湿気があるとカビの発生や品質の低下につながります）

◇ハーブを使用する際は、スプーンの水気を完全にとるなどして湿気が発生しないようにしましょう。

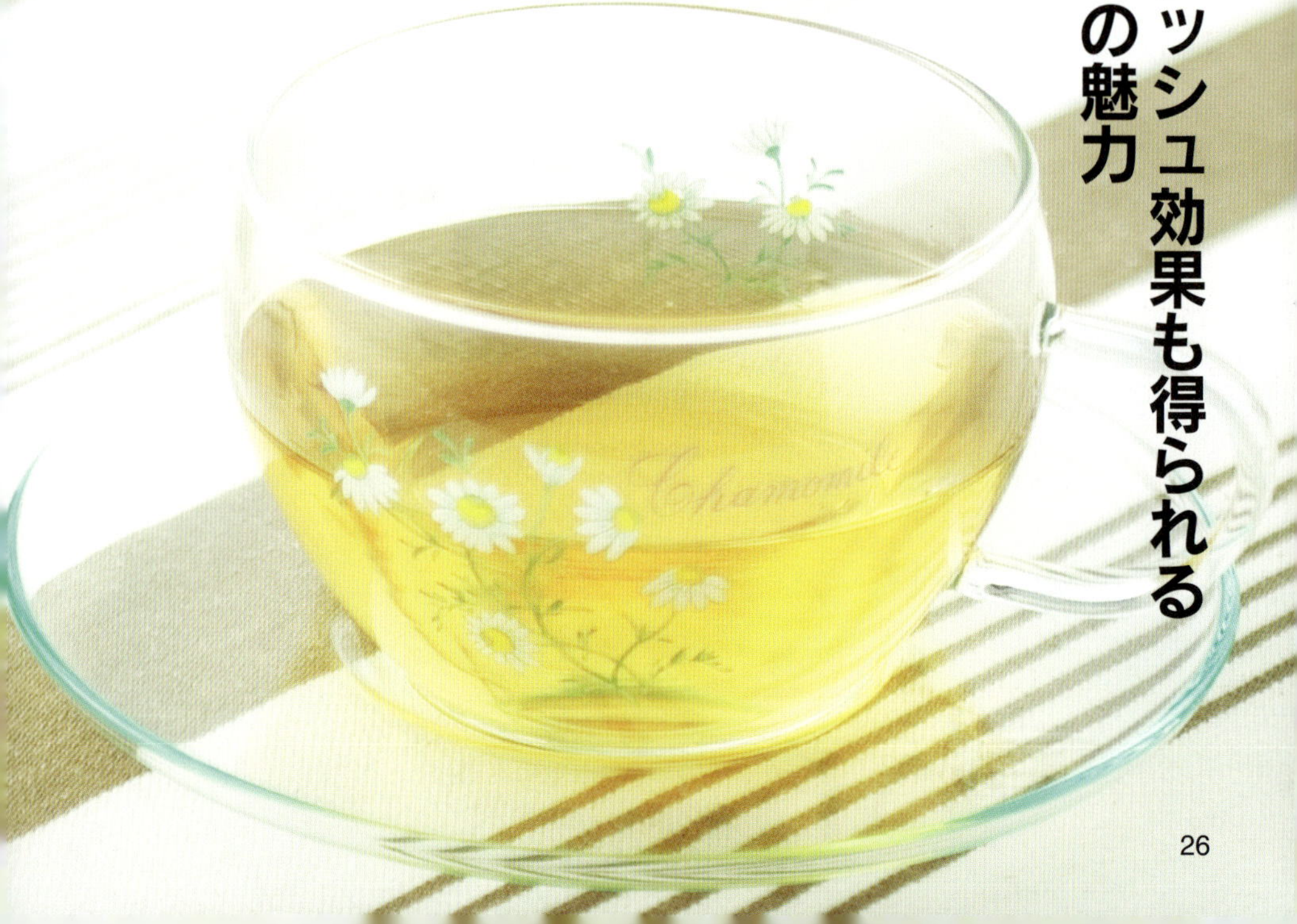

ハーブティーの
魅力 4

オリジナルブレンドで楽しむ

１つのハーブから抽出するのではなく、いくつかのハーブを混ぜて、ブレンドするのもハーブティーの楽しみの１つです。

ブレンドレシピ

美肌効果を得たい方

ローズピンクやローズヒップ、ハイビスカスをブレンドした美肌ブレンドがオススメです。

むくみを取りたい方

ジュニパーベリーやリンデン、ローズマリーなどをブレンドしたむくみ解消ハーブティーがオススメです。

ADVICE
それぞれのハーブの特性を知って自分なりのブレンドを楽しんでみてはいかがでしょうか。

ブレンドアレンジレシピ

健康茶＆ハーブ

ポットに好みのお茶や健康茶を入れ、熱湯を注いで３分待って出来上がり。

オススメハーブ
オレンジピール／ローズ／ペパーミント／レモングラス

ハーブティー＆牛乳、乳酸菌飲料

ハーブティーに牛乳乳酸菌飲料をミックスしたら出来上がり。

オススメハーブ
ラベンダー／ペパーミント／カモミールジャーマン

ハーブティー＆お酒

お酒やリキュールをハーブティーで割って「ハーブティー割りカクテル」に。

オススメハーブ
ローズ／ローズヒップ／オレンジピール／ハイビスカス

ハーブティーの
魅力 3

カンタンにデトックスを楽しめる

ハーブティーの入れ方

1. お湯を注ぐ

ティーポットやハーブティー用のカップに３～５ｇのハーブを入れます。そこに、沸騰して少しおいたお湯（180ml）を注ぎます。

2. 蒸らす

すぐにふたをして３～10分程度蒸らします。

3. カップに注ぐ

・ティーポットの場合

ポットをゆすってティーの濃さを均一にしながら、茶漉しを使ってティーカップに注ぎます。

・ハーブティー用のカップの場合

お湯を注いだときに出る蒸気には効能の高い精油成分が含まれています。精油成分を逃がさないためにすぐにカップにふたをして下さい。蒸らし時間が経過したらすぐにハーブをとり出します。

POINT
葉や茎は短め、実や種、根などは長めに抽出して下さい。

POINT
硬い実などは、スプーンの背などですこし潰すと成分が抽出されやすくなります。

※ハーブティーのお湯はミネラルウォーターもしくは、逆浸透膜水を使用しましょう。

Herb

デトックスに働きかけるハーブティーの種類と効果

心のリフレッシュを助けるハーブ

ハーブの香りには心を穏やかにしたり、頭をクリアにするなどの働きがあります。味覚だけでなく、嗅覚や視覚でも楽しめるのがハーブティーの醍醐味です。

リンデン

原産地／ヨーロッパ、中国
使用部位／花・葉

イライラや緊張、不安感などを穏やかに鎮めて、安眠を促してくれます。

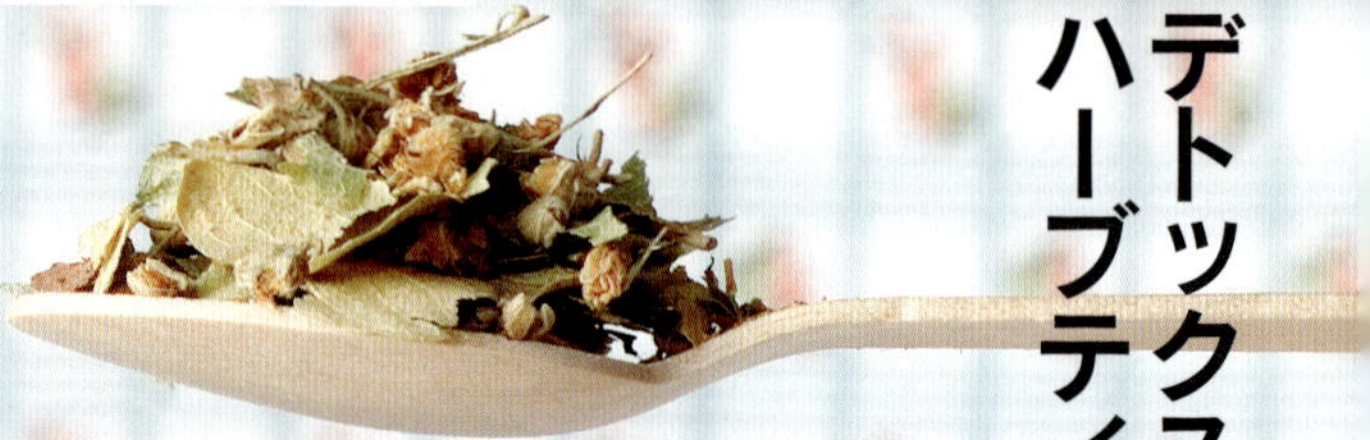

ペパーミント

原産地／地中海海域
使用部位／葉

さわやかなメントールが疲れたときに心と体をリフレッシュして気分転換に役に立ちます。

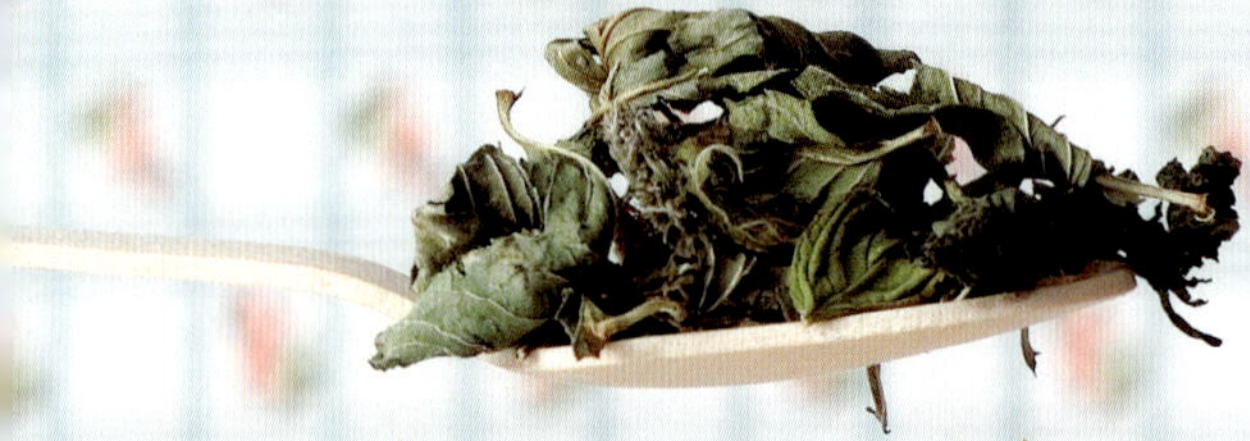

オレンジフラワー

原産地／中国、イラン
使用部位／花

甘く高貴な香りで、眠る前に飲むと緊張を解きほぐし落ち着いた気持ちになります。

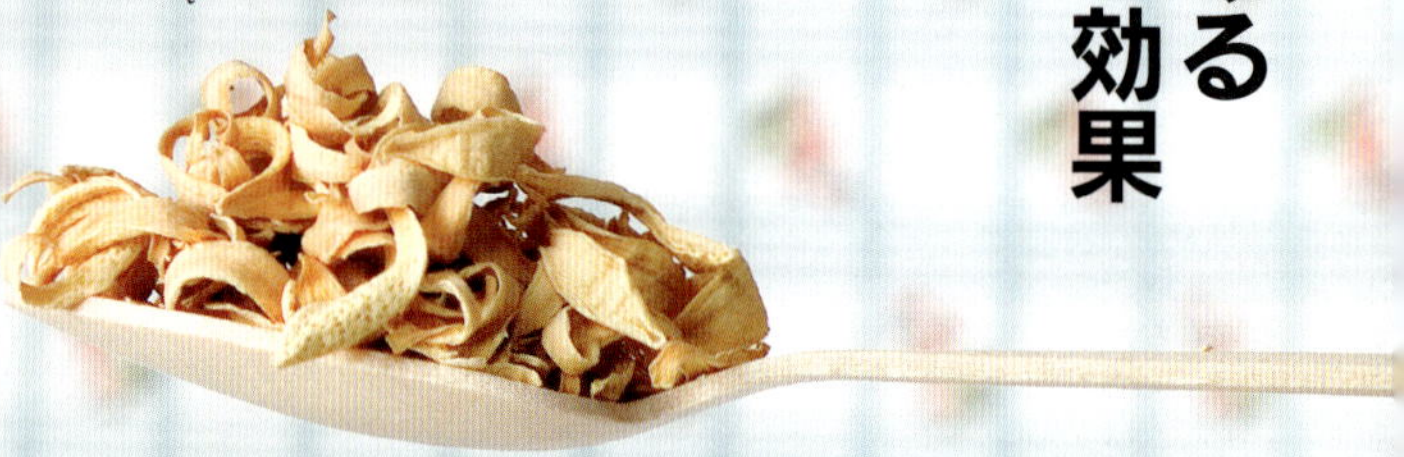

ジャーマンカモミール

原産地／西アジア、ヨーロッパ
使用部位／花

憂うつな気分を落ち着かせてぐっすり眠れるようになります。

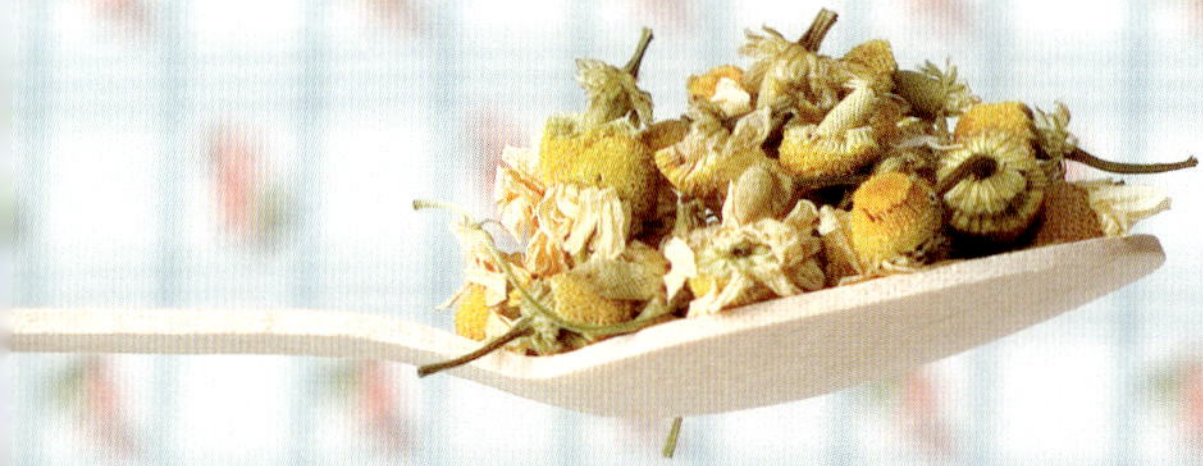

ラベンダー

原産地／地中海海域　使用部位／花

鎮痛作用があるので、イライラするときに飲むと落ち着きます。

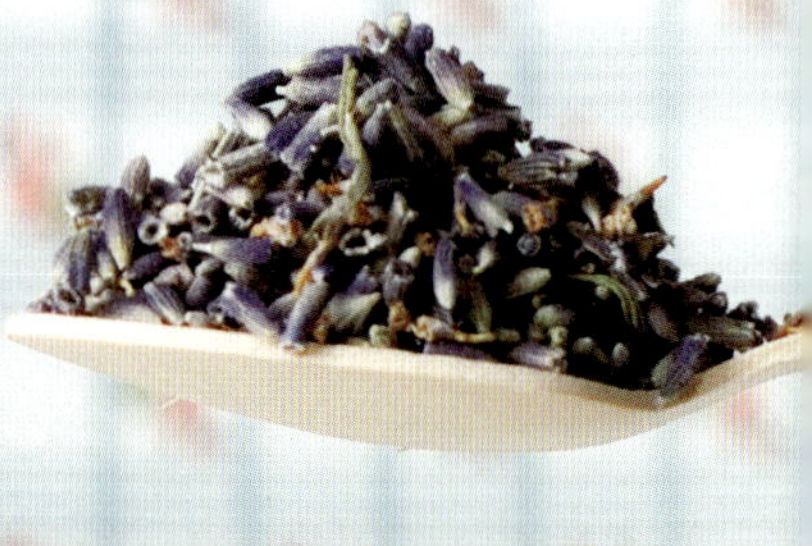

汗や尿の排出を助けるハーブ

ハーブには利尿効果を高めてくれるもの、新陳代謝の働きを活発にして、体の老廃物を流してくれる種類のものがたくさんあります。

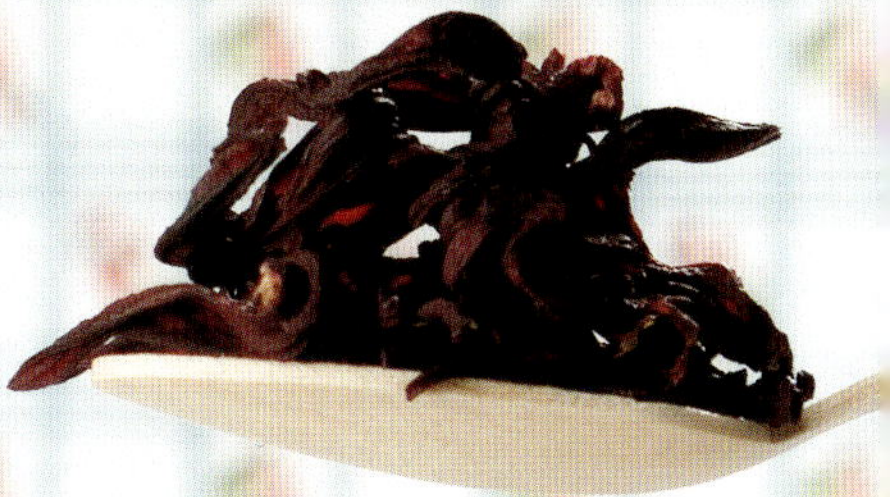

ハイビスカス

原産地／中国、スーダン　使用部位／ガク

クエン酸やビタミンＣを含んでいるので、疲れた体の回復に役立ちます。また、カリウムを多く含んでいるので、排尿によって失われがちなカリウムを補うことができます。

フェンネル

原産地／ヨーロッパ、地中海沿岸
使用部／種子

腸内のガスを排出しやすくしてくれます。便秘がちな方にオススメです。また、利尿作用と発汗作用があり、余分な水分や脂肪の排出に役立ちます。

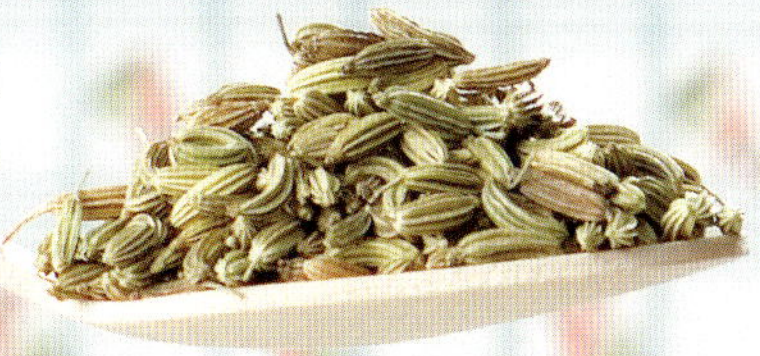

ローズヒップ

原産地／チリ　使用部位／実

女性に大人気のハーブ。豊富なビタミンＣが便秘の解消に役に立ちます。日常生活のビタミンＣ補給として飲むと、夏バテにも効果的です。

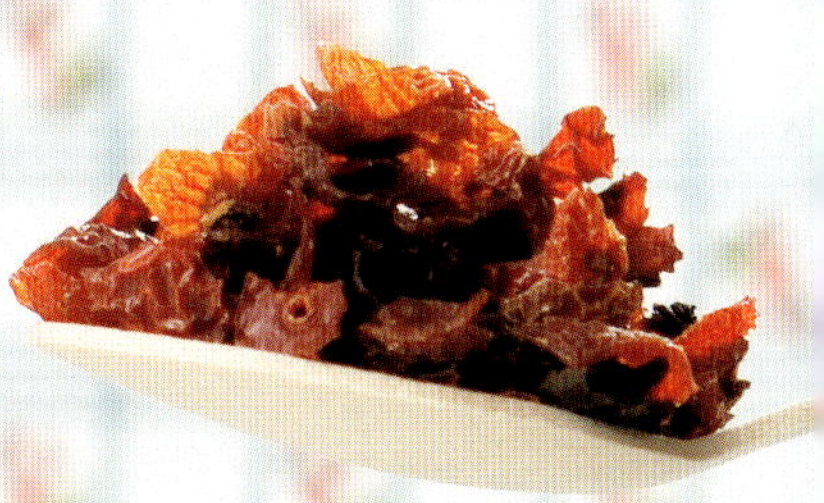

ルイボス

原産地／南アフリカ
使用部位／葉

便の状態を良好に保ち、お腹の張りを改善してくれます。活性酸素消去作用や抗酸化作用が強く、体のサビを防ぎます。

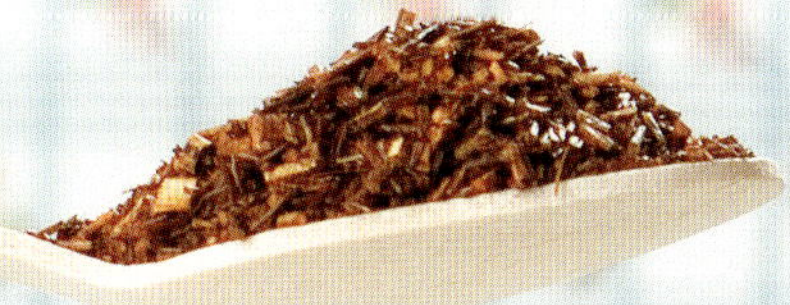

ローズマリー

原産地／地中海沿岸
使用部位／葉

疲れているときやむくんでいるとき、肩こりでつらい時に血行を促進して老廃物を排出します。

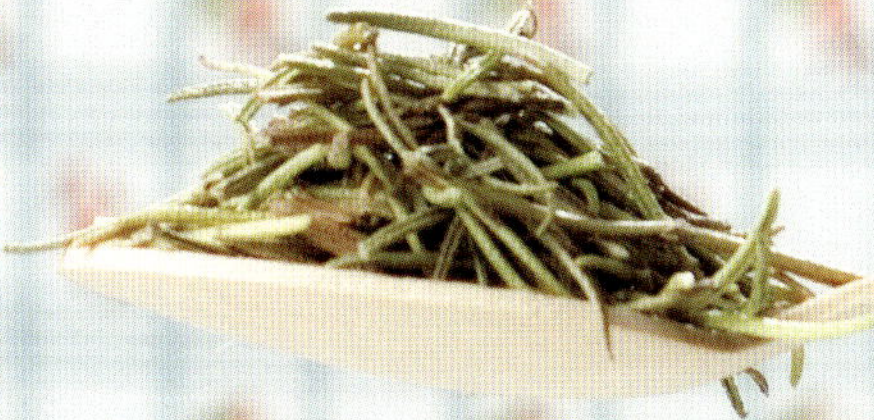

発汗・利尿作用があるその他のハーブ

たんぽぽ
利尿効果・脂肪の排出
マテ
肝臓の脂肪に働く
レモングラス
胃腸の働きを活発にする
アルファルファ
老廃物の排出を助ける

リフレッシュに効くその他のハーブ

レモンバーベナ
ストレスによる頭痛を改善
レモンバーム
神経の疲れを緩和
パッションフラワー
鎮静作用に優れている
バレリアン
パニックや緊張を和らげる

Detox drink

オリジナル 毒出しジュース

【ファイトケミカル】

ファイトケミカルで有害物質を退治

ファイトケミカルとは、果物や野菜に含まれる、栄養素以外の成分。例えば、スイカやトマトに含まれる紅い色素のリコピン。大豆のイソフラボン。アロエのトリプトファン、ブルーベリーやブドウに含まれるアントシアニン類などがあります。

ファイトケミカルを多く含む食材

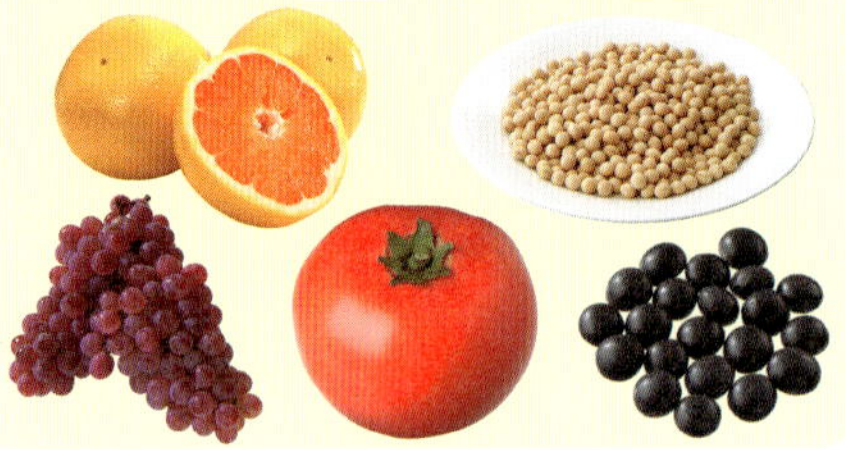

ファイトケミカルの毒出し効果

1. 体を老化させる活性酸素の害を無毒化する抗酸化作用がある
2. 免疫力を高め細菌やウイルスの進入を防御する働きがある
3. 体の組織や血液の流れを阻害する過酸化脂質の生成を抑える

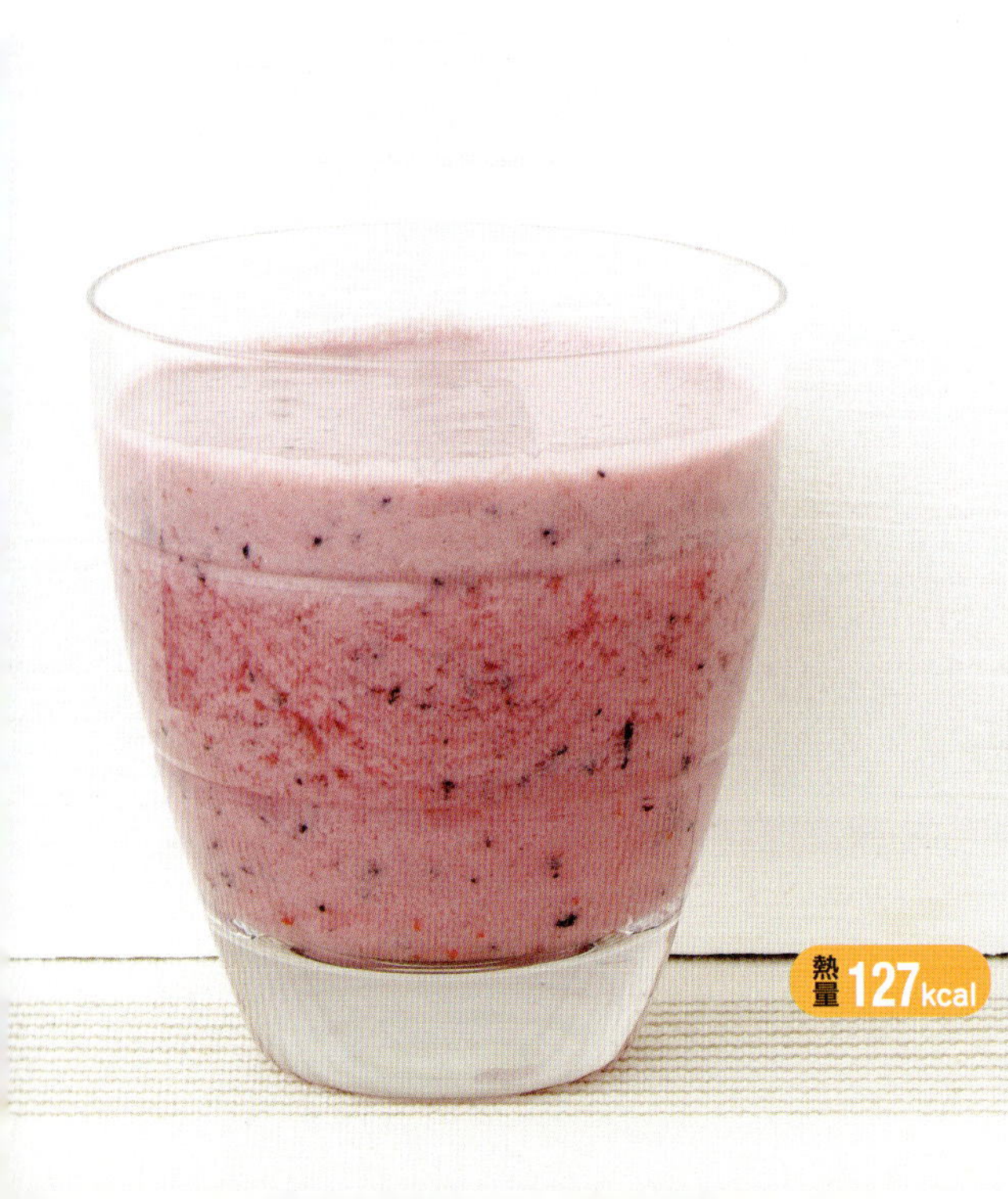

熱量 127kcal

ブルーベリー＆グレープ

材料（1人分）

ブルーベリー（冷凍）…………30g
プレーンヨーグルト …………80g
グレープジュース ……………150ml

作り方

1. ブルーベリーとプレーンヨーグルト、グレープジュースをミキサーに入れて、約30〜40秒程、ブルーベリーの粒が細かくなるまで混ぜる。
2. 1がよく混ざったら、コップに注いでいただく。

drink 毒出し効果

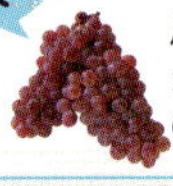

ブルーベリーやぶどうに含まれる青むらさき色の色素には抗酸化作用があり、老化防止やがん、生活習慣病などの予防に効果を発揮。

※時間が経つと分離することがありますので、よく混ぜてからお飲み下さい。

トマト＆グレープフルーツ

材料（1人分）

トマトジュース ……………… 100ml
ピンクグレープフルーツジュース ‥100ml
すりごま ……………… 小さじ2

作り方

1. トマトジュース、ピンクグレープジュースをコップに注いで、よく混ぜる。
2. 1にすりごまを入れて、よくかき混ぜていただく。

drink
毒出し効果

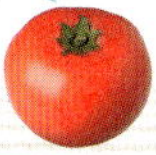

トマトに含まれる赤い色素、グレープフルーツに含まれるビタミンC、ゴマに含まれるビタミンEやセサミンには抗酸化作用があり、老化防止などに効果的。

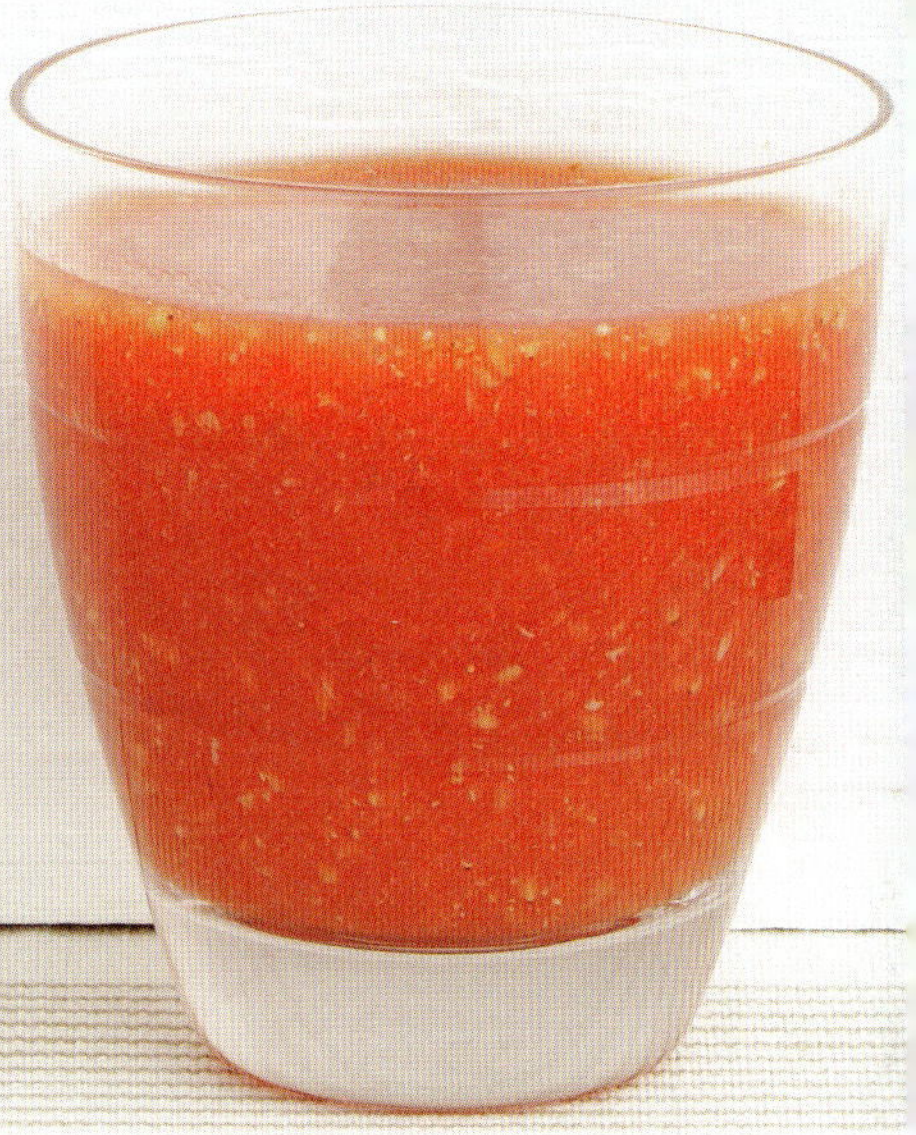

熱量 95kcal

※時間が経つと分離することがありますので、よく混ぜてからお飲み下さい。

黒豆＆豆乳

材料（1人分）

黒豆（市販の煮豆詰）………… 40ｇ
調整豆乳 ………………… 200ml
ハチミツ ……………… 小さじ2

作り方

1. 黒豆、調整豆乳とハチミツをミキサーに入れて、約30～40秒程、黒豆の粒が細かくなるまで混ぜる。
2. 1がよく混ざったら、グラスに注いでいただく。

drink
毒出し効果

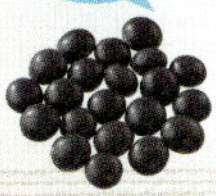

黒豆に含まれる成分には、過酸化脂質の生成を抑える効果があります。また、大豆に含まれるイソフラボンは女性ホルモンに似た働きをしてくれるので、特に中高年以上の女性にオススメです。

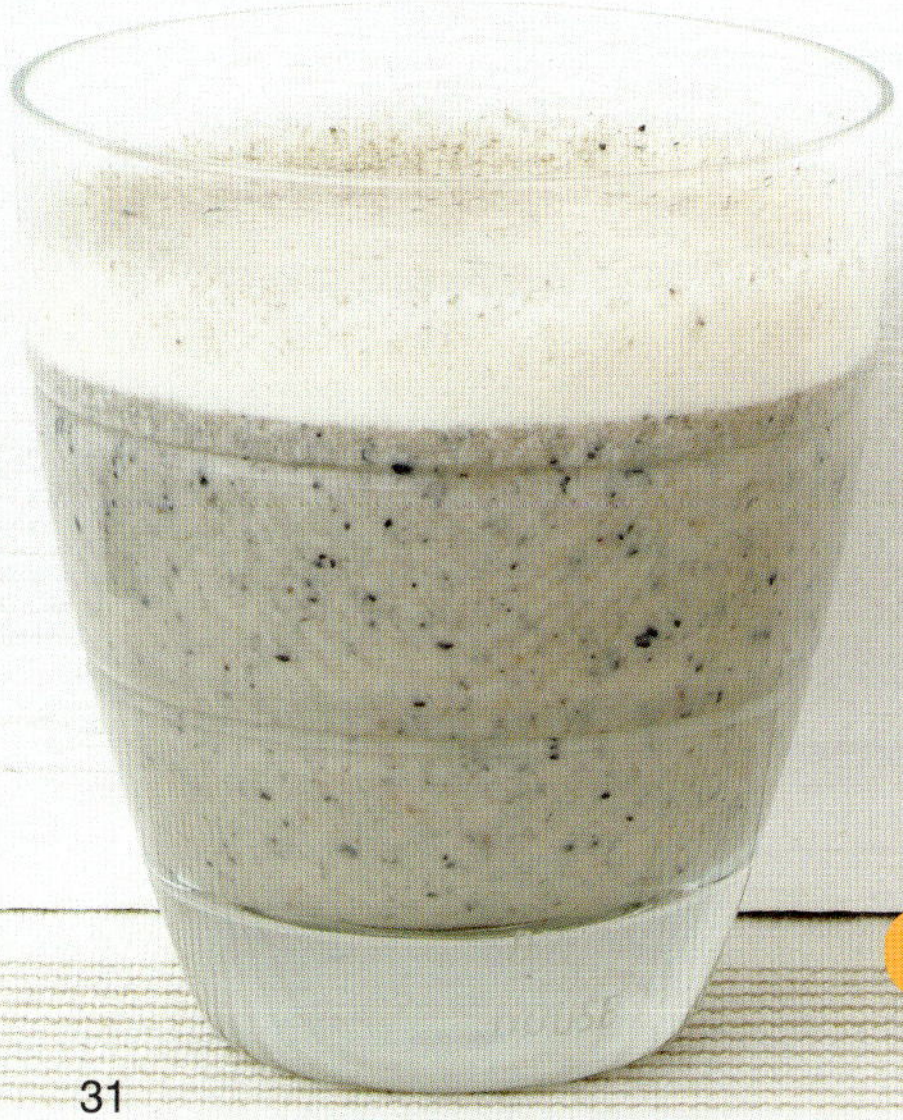

熱量 231kcal

※時間が経つと分離することがありますので、よく混ぜてからお飲み下さい。

Detox drink

オリジナル 毒出しジュース【ホットドリンク】

ホットドリンクで老廃物をすばやく排出

体を温めると血液の流れがよくなります。血液の流れがよくなると肝臓や胆のうの血液の量が増えます。胆のうから出る胆汁は、脂肪を分解して、コレステロールや脂肪などの老廃物を尿や便とともに体外へ排出してくれる働きがあります。

体を温める食材

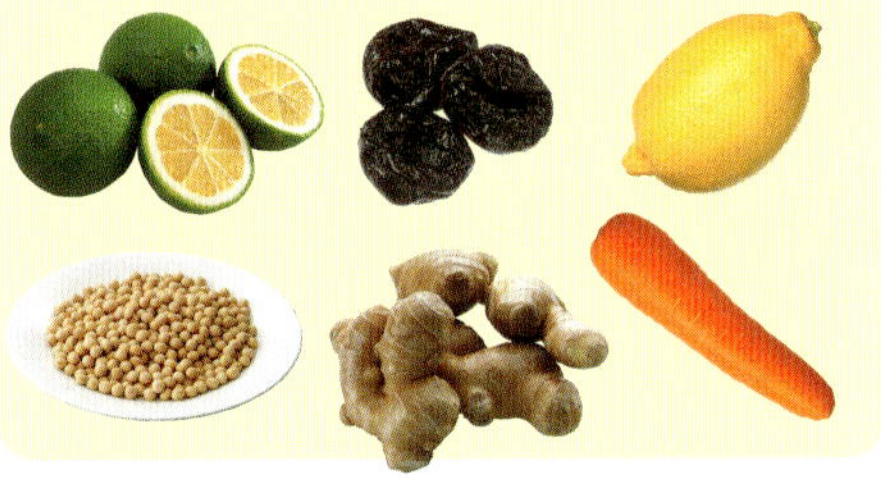

ホットドリンクの毒出し効果

1. 胆汁が増えて、コレステロールや脂肪の老廃物を体外へ排出する
2. 発汗と排尿を促進して、体の余分な水分を体外へ排出する
3. 体を温めてくれるしょうがには殺菌作用や解毒作用がある

プルーン＆ゆずティー

材料（1人分）

紅茶……………………………150ml
ゆず果汁　………………小さじ1
ドライプルーン　……………1個
※紅茶に使用するお湯はミネラルウォーターもしくは逆浸透膜水にしましょう。

作り方

1. ポットに紅茶を入れて、熱湯を注ぎ、2〜3分おく。
2. ティーカップに紅茶を入れて、ゆず果汁を入れる。最後にドライプルーンを浸していただく。

POINT
果汁をしぼった後のゆずの皮は、ゆず湯としてお風呂に入れると冷え性に効果があります。

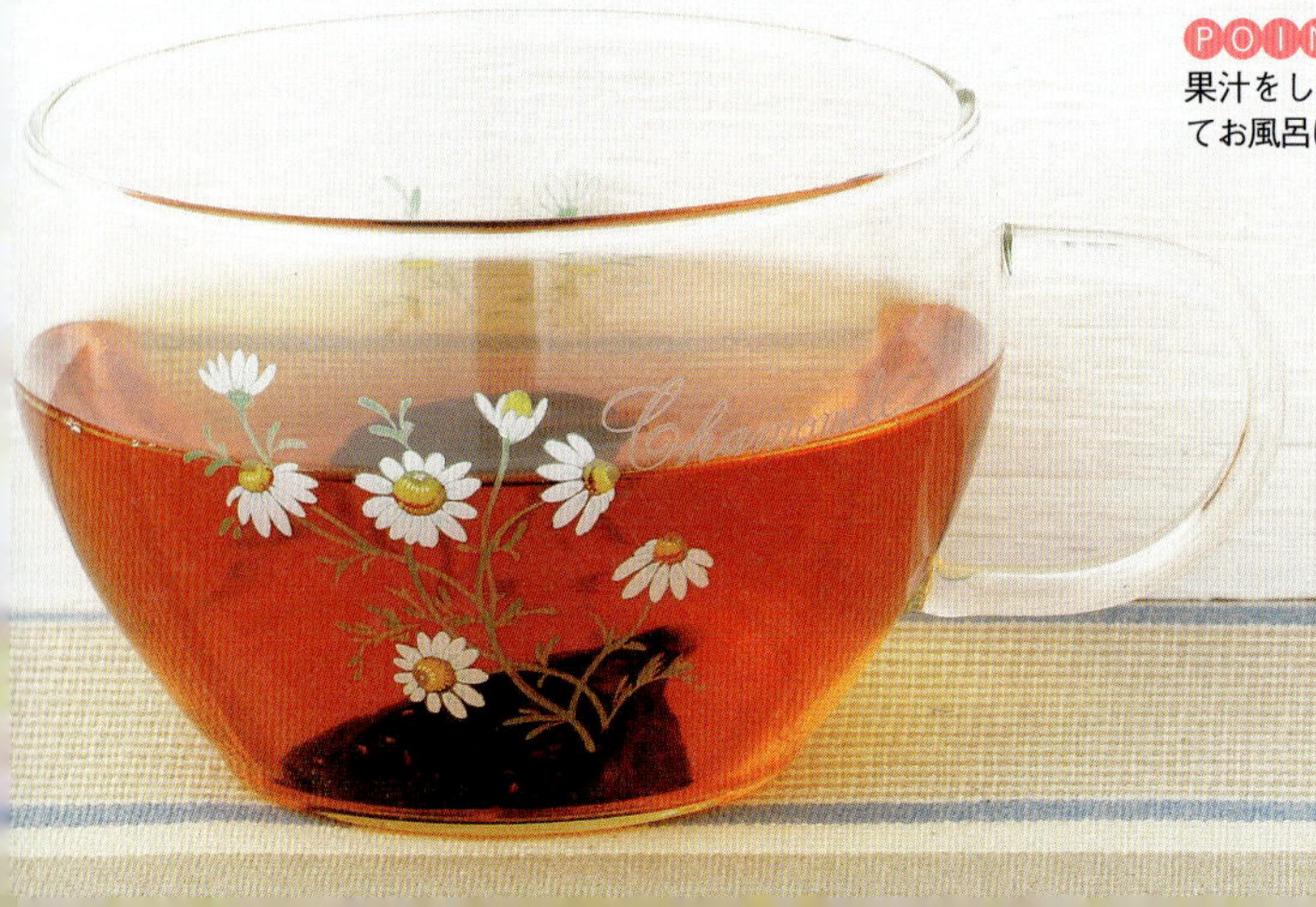

drink 毒出し効果

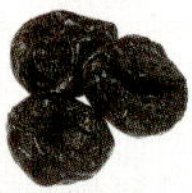

プルーンに多く含まれる鉄分は、貧血から起こる冷え性などに効果的です。ゆずに含まれるビタミンCは鉄分の吸収を促進してくれます。

熱量 21kcal

キャロット＆豆乳

材料（1人分）

キャロットジュース …………100ml
調整豆乳 ……………………100ml
レモン汁 ………………小さじ1

作り方

1. キャロットジュースと調整豆乳をよく混ぜて、最後にレモン汁を入れていただく。

drink
毒出し効果

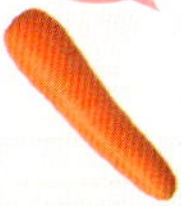

にんじんは生でも、煮て食べても内臓を温めてくれる効果があります。造血作用もあるので、冷え性の方にもピッタリです。

熱量 94kcal

※時間が経つと分離することがありますので、よく混ぜてからお飲み下さい。

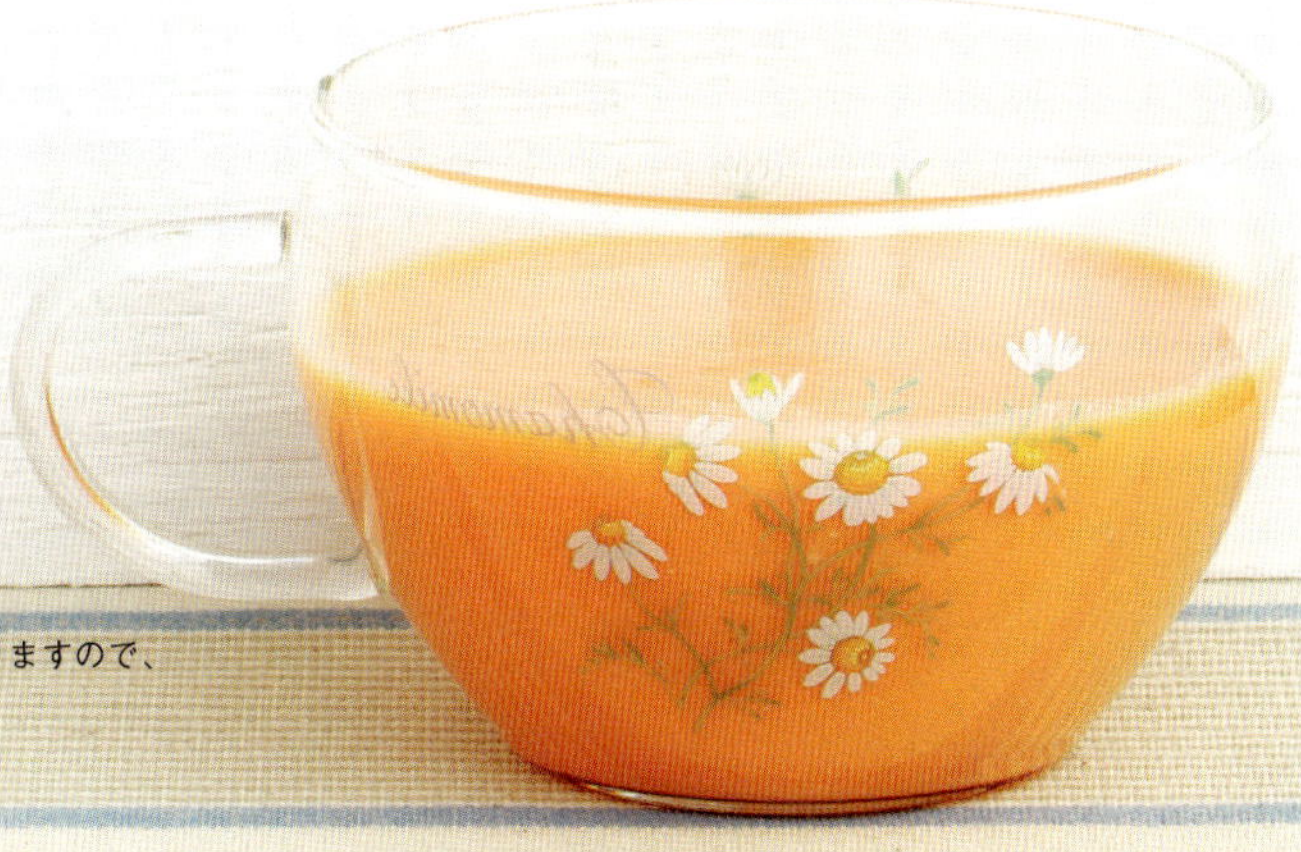

ジンジャー&アップルティー

材料（1人分）

紅茶 ………………………100ml
りんごジュース ……………50ml
ハチミツ ……………小さじ1/2
しょうがのしぼり汁 ……小さじ1/2

作り方

1. ポットに紅茶を入れて、熱湯を注ぎ、2～3分おく。りんごジュースは電子レンジで30～40秒程度温める。
2. ティーカップに紅茶を入れて、1で温めた、りんごジュースとハチミツ、しょうがのしぼり汁を入れて、よく混ぜる。

※紅茶に使用するお湯はミネラルウォーターもしくは逆浸透膜水にしましょう。

drink
毒出し効果

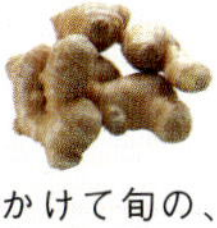

秋から冬にかけて旬の、しょうがなどの根菜類は、体を温めてくれる効果があります。

熱量 71kcal

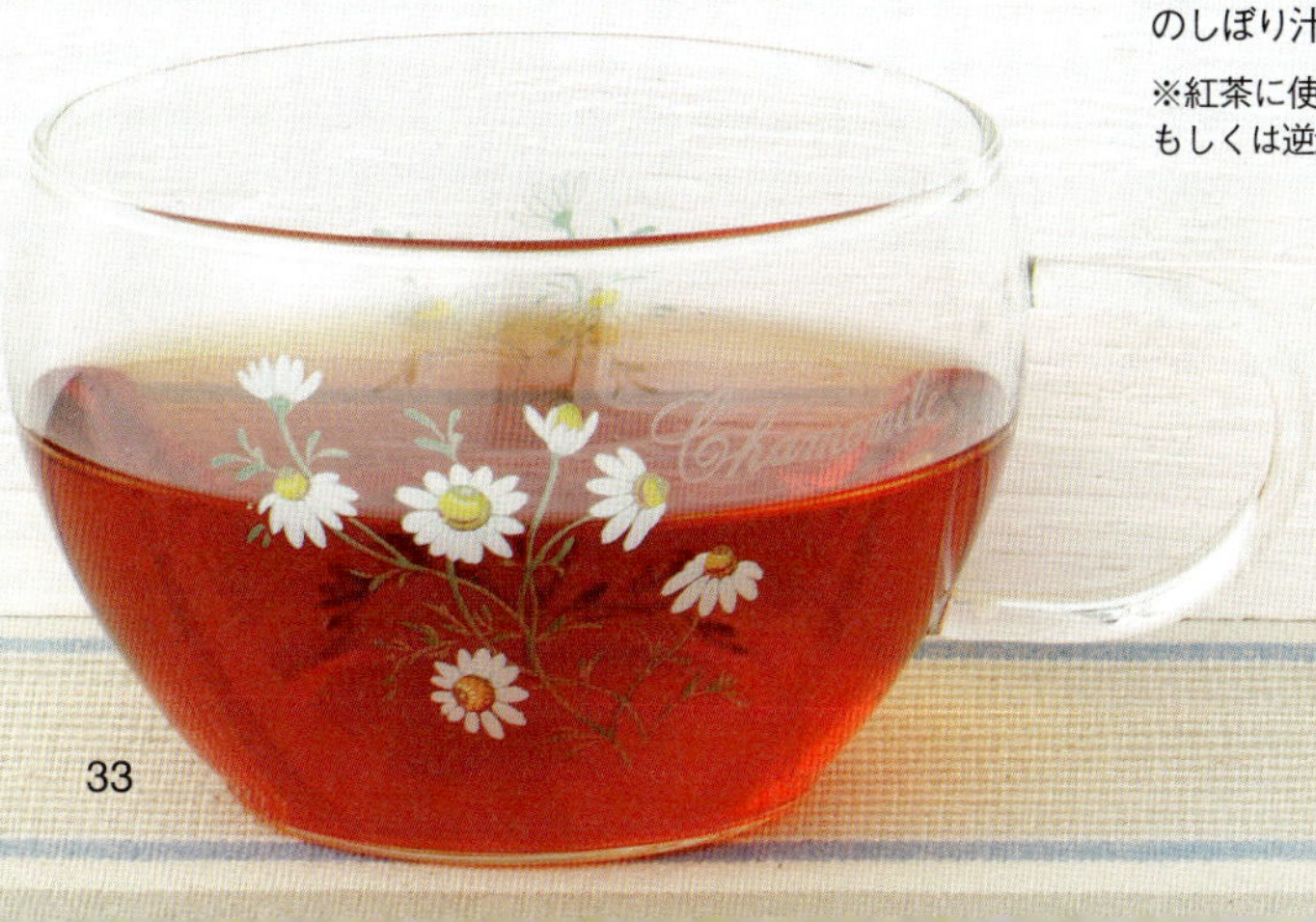

Detox drink

オリジナル 毒出しジュース【食物繊維】

食物繊維は排泄を促す助っ人

食物繊維には毒素をからめて排出してくれる働きがあります。また、便の量を増やして便通を促してくれます。美肌効果もあり女性には必須の栄養素です。さらに血糖値の上昇を抑制し、糖尿病の予防にも効果を発揮するなど多くの効果があります。

食物繊維を多く含む食材

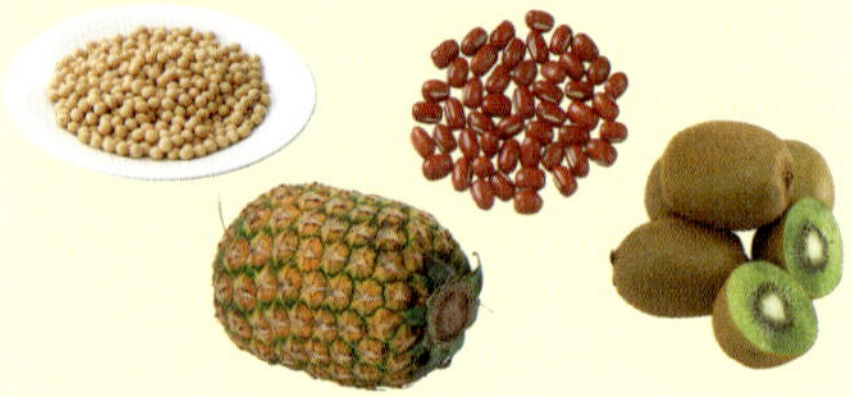

食物繊維の 毒出し効果

1. 便のかさを増やしてくれるため便が腸の中を早く通過する
2. 腸内細菌の善玉菌を増やしてくれる働きをする
3. 余分なコレステロール、中性脂肪を吸着して排泄する

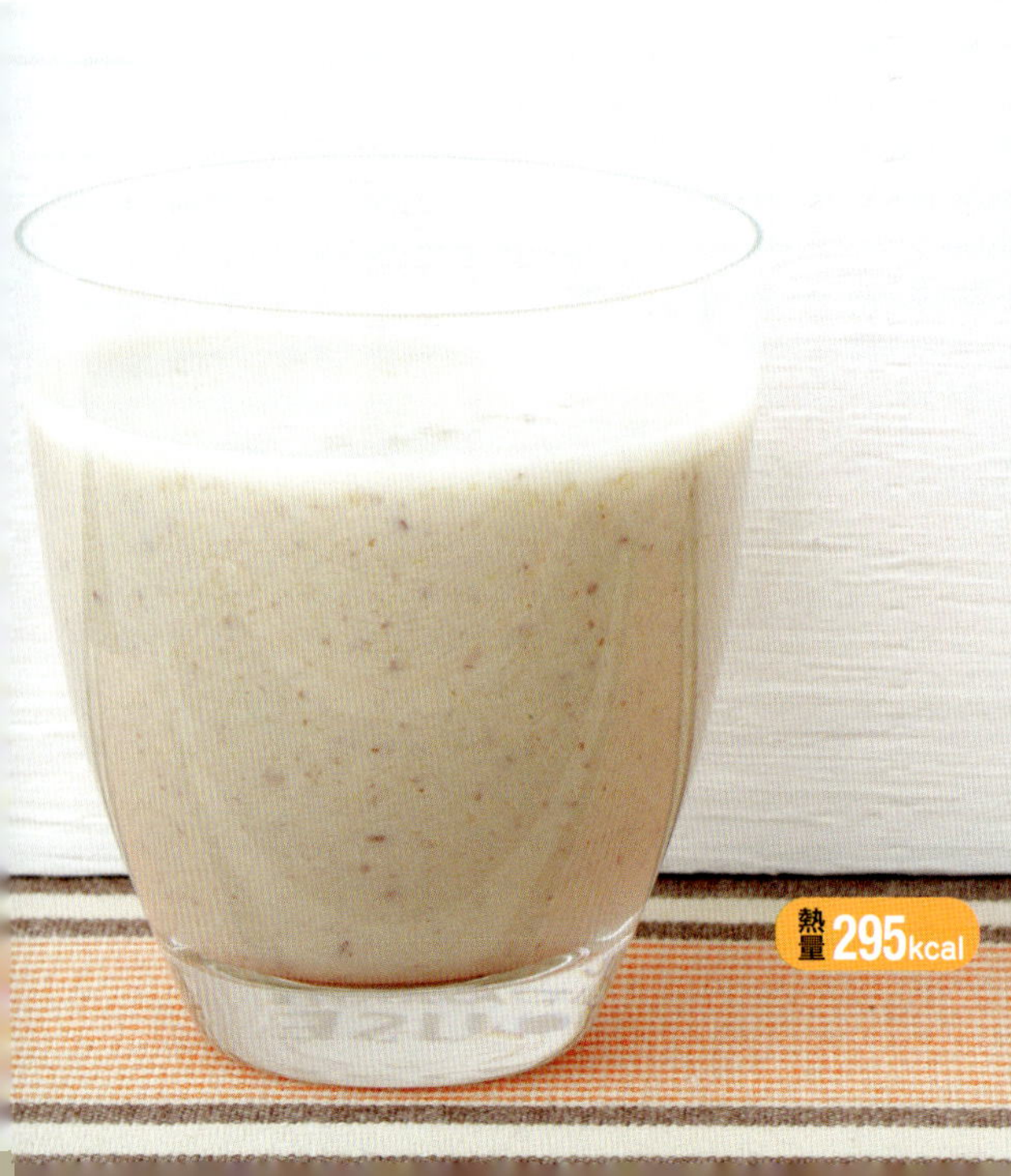

熱量 295kcal

小豆＆コーンフレーク

材料（1人分）

コーンフレーク ‥‥‥‥‥‥‥‥‥‥20ｇ
ゆで小豆（市販の缶詰）‥‥‥‥‥‥40ｇ
調整豆乳 ‥‥‥‥‥‥‥‥‥‥‥‥‥200ml

作り方

1. コーンフレークはビニール袋などに入れて細かく砕く。
2. 1のコーンフレーク、ゆで小豆と調整豆乳をミキサーに入れて約30～40秒程混ぜる。
3. 2がよく混ざったら、コップに注ぐ。

drink 毒出し効果

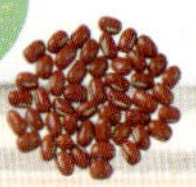

小豆の外皮に含まれるサポニンは腸を刺激する効果があるので、便秘解消に効果的です。

※時間が経つと分離することがありますので、よく混ぜてからお飲み下さい。

アロエ&パイン

材料（1人分）

アロエ（缶詰）··················30g
プレーンヨーグルト ············80g
パイナップルジュース ··········150ml

作り方

1. アロエ、プレーンヨーグルトとパイナップルジュースを約30～40秒程ミキサーに入れて、アロエが細かくなるまで混ぜる。
2. 1がよく混ざったら、コップに注ぐ。

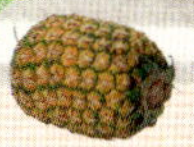

アロエやパイナップルには、水溶性・不溶性の食物繊維がたっぷり含まれているので、便秘解消に効果的です。

熱量 144kcal

※時間が経つと分離することがありますので、よく混ぜてからお飲み下さい。

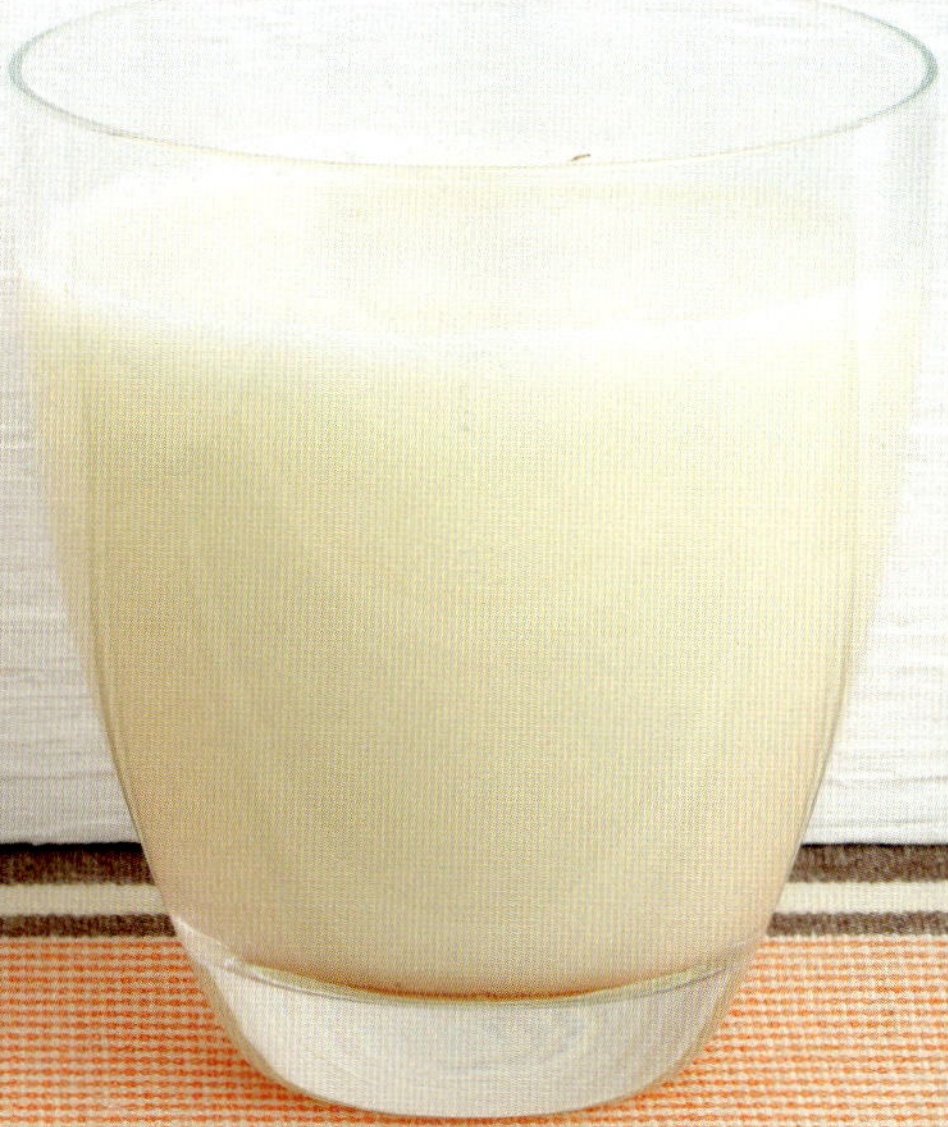

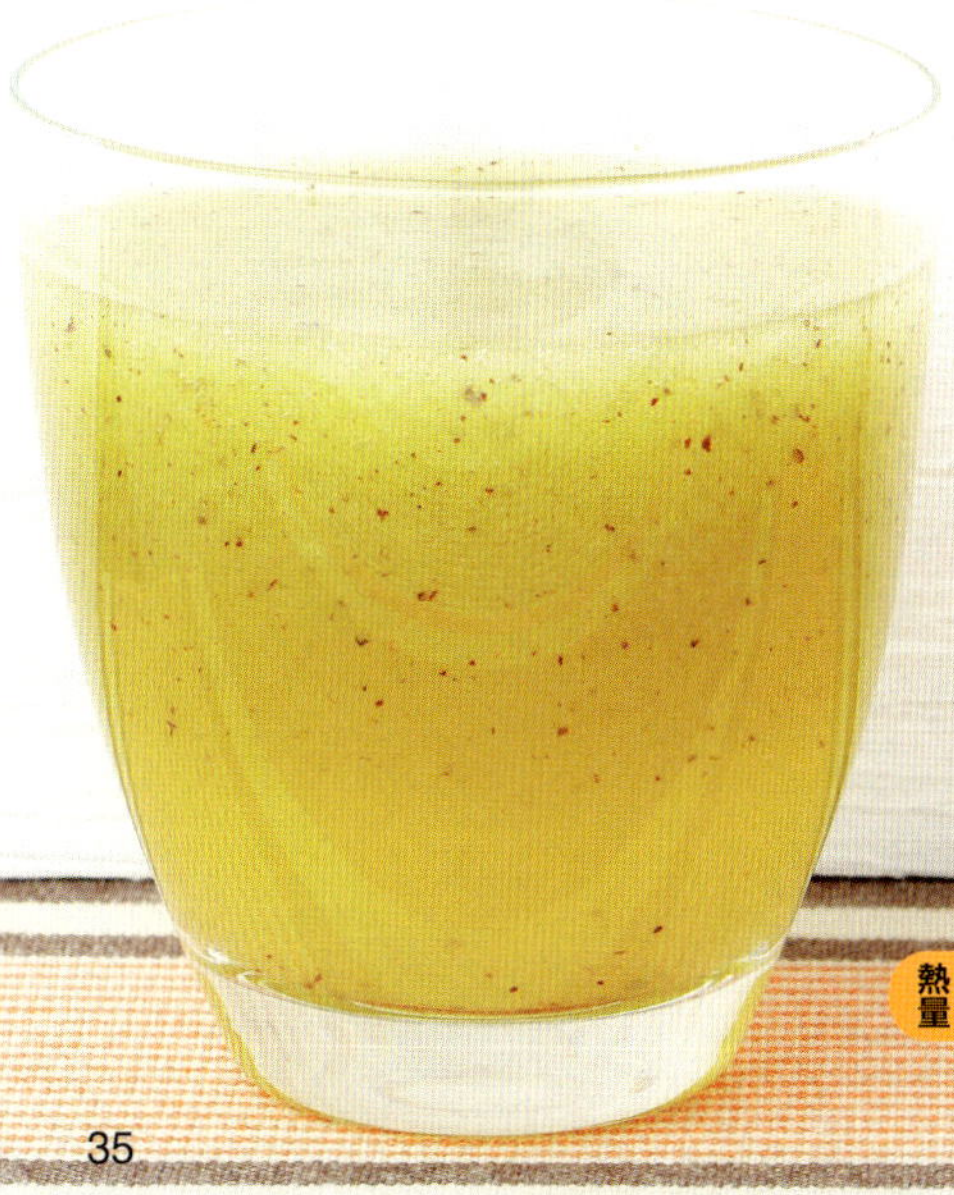

キウイ&パイン

材料（1人分）

キウイフルーツ ··············1/2個
パイナップルジュース ··········150ml
ハチミツ ···················小さじ2
酢（純米酢など好みのもの） ··大さじ2

作り方

1. キウイフルーツは皮をむき半分に切って、細かく刻み、ミキサーにかける。
2. 1のキウイフルーツとパイナップルジュース、ハチミツと酢をミキサーに入れて約30～40秒程混ぜる。
3. 2がよく混ざったら、コップに注ぐ。

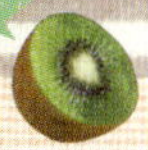

キウイは果物の中でも特に食物繊維が豊富です。キウイと酢の酸味、パイナップルとハチミツの甘味が相性のいいドリンクです。

熱量 158kcal

※時間が経つと分離することがありますので、よく混ぜてからお飲み下さい。

detox column
その1 フルーツ酢編

フルーツ酢で健康を手に入れる!

お酢は健康な体を手に入れるための必須アイテム! 最近では調理に重宝する「フルーツ酢」がたくさん売られています。そんなフルーツ酢を一挙に紹介!

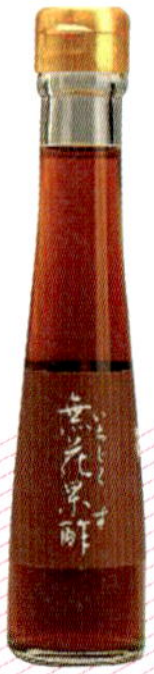

いちじく酢
洋食に合うフルーティな味わいが特徴。いちじくの風雅な香りはドレッシングやビネガードリンクに最適です。
120ml　577円
飯尾醸造

－お酢の効果－

1
お酢にはカリウムが豊富に含まれていて、体内の余分な食品を排出してくれる働きがあります。

2
体重をコントロールして正常に保ち、体内の老廃物や有害物質をとりのぞく働きがあります。

3
血糖値の急激な上昇がなく、疲労回復力が高いのが特徴です。

4
糖の代謝を正常にして、血糖値を下げる働きがあります。

5
血液をサラサラに保ってくれます。また、血液の流れをスムーズにして冷え性にも効果があります。

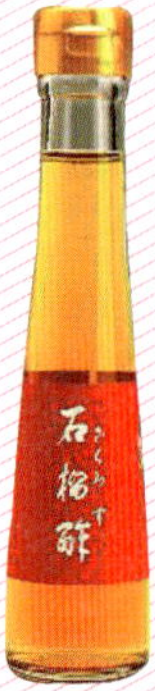

ざくろ酢
上品な甘みと酸味が特徴。ソースやドレッシングビネガードリンクなどに最適。煮詰めるとバルサミコのような濃厚なお酢に。
120ml　577円
飯尾醸造

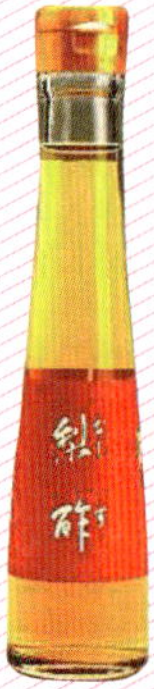

梨酢
ほんのり甘く優しい風味は、ソースやドレッシング、テーブルビネガーなどに最適。フルーツサラダに加えても◎。
120ml　577円
飯尾醸造

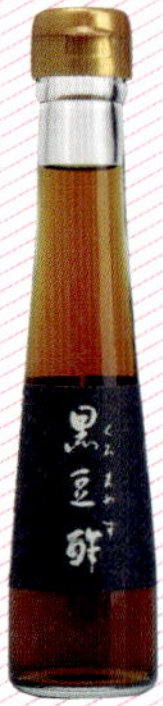

黒豆酢
アミノ酸が豊富に含まれています。酸味が柔らかく、まろやかで中華料理やエスニック料理に。
120ml　577円
飯尾醸造

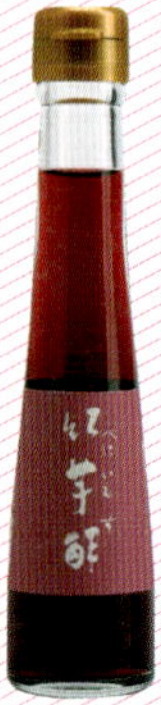

べにいも酢
抗酸化物質の「アントシアニン」を豊富に含む体によいお酢。大根やかぶらの酢漬けやドレッシングに最適。
120ml　577円
飯尾醸造

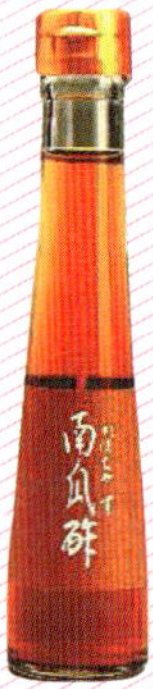

かぼちゃ酢
しっかりとした酸味を生かした、酢の物やマリネ、煮込み料理との相性◎。発芽玄米で話題の"ギャバ"を豊富に含んでいます。
120ml　577円
飯尾醸造

お問い合わせ先　飯尾醸造　http://www.iio-jozo.co.jp/

PART 2

「食べて」すばやく毒を排出！
毒出し食材&レシピ

食材の選び方や下ごしらえの仕方、調理など少しの工夫で
「体に毒が入らない」、「体内の毒素を排出」することができます。
上手に食べて体の毒素を抜きましょう。

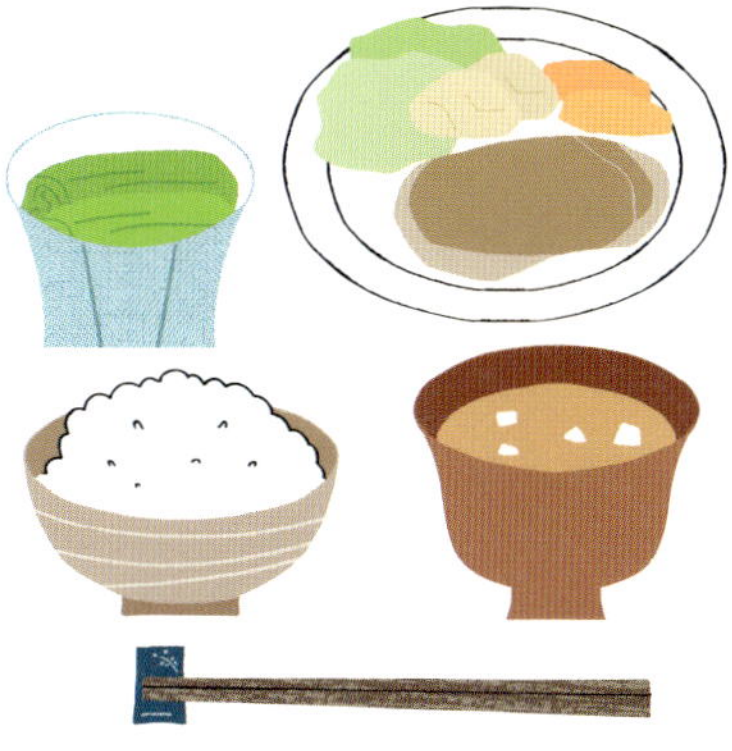

食材選び、食べ方、下ごしらえのコツ

毒出し役割別食材一覧

毒素をはさみこんで排出するレシピ

解毒力を高めるレシピ

毒素を押し流すレシピ

Detox food

デトックスを効果的に行う食材と食品選びのコツ

調理や食事の際の、ほんのひと手間で毒を体に入れない食生活を実現でき、健康を手に入れられます。

食べ方のコツ eat

さまざまな食材を食べることは、栄養バランスも保つために必要。基本を和食にしたり、ひじきや海草などミネラルの豊富な食材を摂取すると、自律神経やホルモンを安定させることができます。

また、よく噛むことで、「刺激唾液」がたくさん分泌されます。これには、消化酵素やビタミン、ミネラルが豊富に含まれており、活性酸素を除去したり、ウイルスに対する免疫抗体ができます。

上手な食べ方

・いろいろな種類の食材を食べる
・20回以上、よく噛んで食べる
・和食中心の食生活が◎

下ごしらえのコツ cook

調理時の下処理に少し手間をかけるだけで、食材に含まれる、ダイオキシンや抗菌性物質、残留農薬が除去できます。

下ごしらえの仕方

米　残留農薬を除去

残留農薬のココが恐い

残留農薬が体内に入ると、代謝が低下し、さまざまな毒素をためこむ体質となってしまい、体中が毒素に汚染されてしまいます。

毒出し調理法

1. 米はといだ後、30分程水に漬ける ⓐ
2. 炊くときは研ぎ汁を捨て、ミネラルウォーターもしくは逆浸透膜水にかえてから米を炊く ⓑ

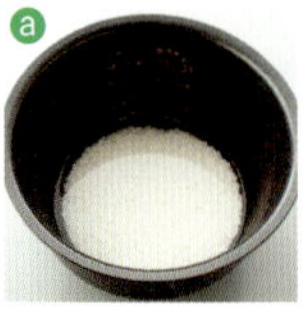
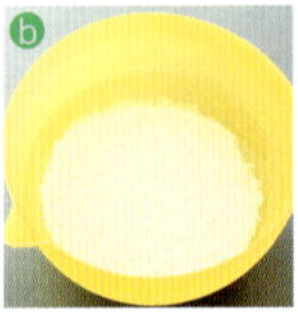

下ごしらえの仕方

魚介類　ダイオキシンを除去

ダイオキシンのココが恐い

微量であっても、内臓や細胞の働きを阻害して、代謝力が低下してしまいます。にきびや肌荒れ、便秘などのトラブルの原因になります。

毒出し調理法

1. 頭は切り落としなるべく使わない ⓐ
2. エラやハラワタはキレイにとり除く ⓑ
3. 湯通しや煮て脂をとる
4. 煮魚は切れ目を入れて熱湯をかけてから調理
5. 貝は砂抜きをして、調理前に貝殻をこすり流水で洗い流す

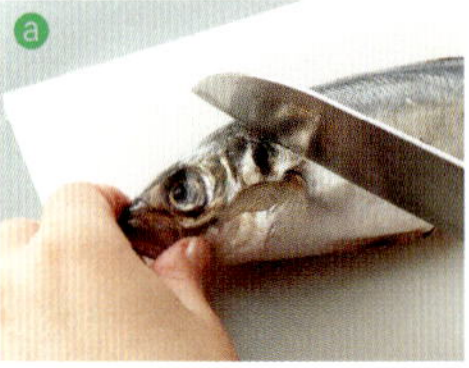
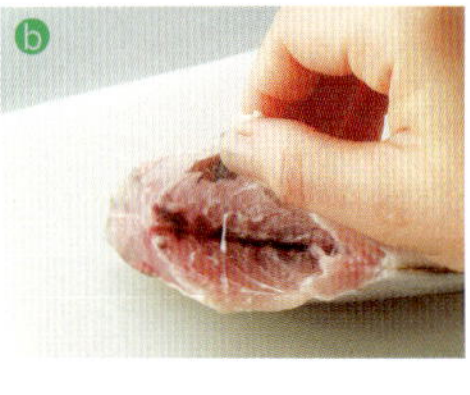

選び方のコツ food

体にたまった毒素を出す前に、まずは体に毒を入れないことが重要です。そのためには食材に含まれる有害物質の量を抑えることが必要です。日常の中の少しの注意で体に毒を入れない生活ができるのです。

　野菜や魚はその土地でとれるものや旬のものを選びましょう。加工食品は遺伝子組み換え素材を使っていないものを選びましょう。

上手な選び方

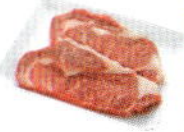

肉類 産地を確認

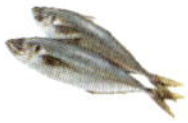

魚介類 天然ものを選ぶ

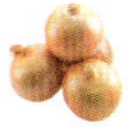

野菜類 無農薬や減農薬のものを選ぶ

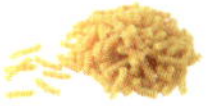

調味料 加工食品 無添加のものを選ぶ

下ごしらえの仕方

肉類 肉のホルモン剤などを除去

ホルモン剤のココが恐い

有害なホルモン剤が体内に入ってしまうと、サビつかせる活性酸素の発生原因となり人体に悪影響を及ぼす危険性があります。

毒出し調理法

1. 調理前に皮、脂身をていねいにとり除くa
2. 薄切り肉は湯通しをして調理するようにする
3. たれなどで下味をつけた場合はたれを捨て、使わないようにする
4. 鍋物で肉を使ったときはアクをていねいにとるb

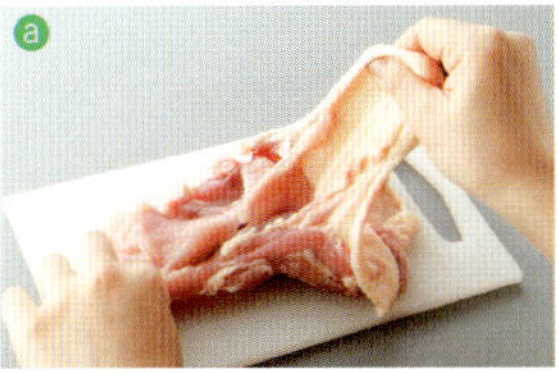

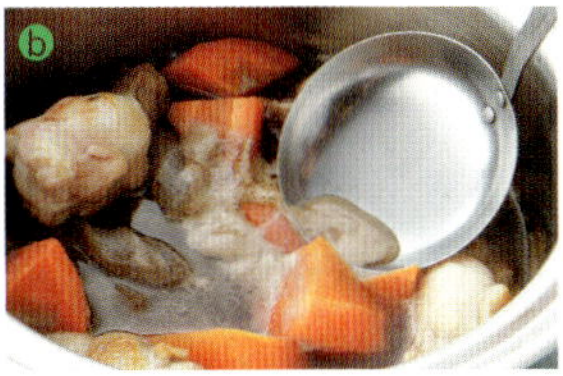

下ごしらえの仕方

野菜類 残留農薬を除去

残留農薬のココが恐い

米と同じように体に有害な残留農薬があると、血液がドロドロになってしまい、血行不良などの原因となります。

毒出し調理法

1. キャベツやレタスなどは外側をとり除き使わないa
2. 葉野菜は流水で表面をきれいに洗い流す
3. 葉野菜などは1分程ゆでて、水気を硬くしぼってから使う
4. ジャガイモ、にんじんなどの根菜類は皮をむいた後さらに流水で洗うb
5. きゅうりやアスパラなどは、切る前に流水で洗い流す

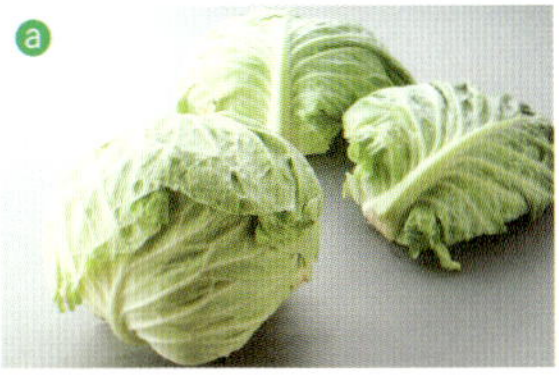

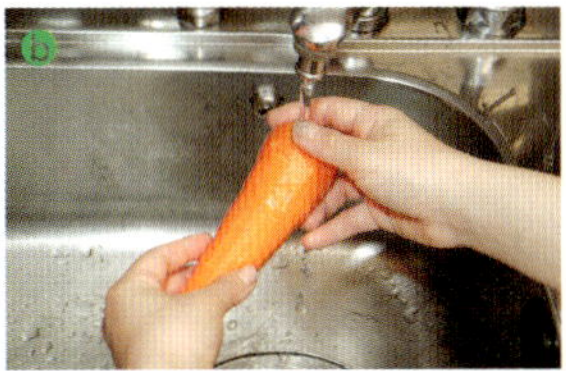

Detox food

毒出し役割別食材一覧

入ってしまった毒素を押し流してくれる食材は3つに分けられます。上手に使い分けましょう。

デトックスのカギを握る3つのポイント

体内に入りこむ有害物質は食べ物から入ることが多く、「毒を入れない」「毒素をためない」体をつくるにはふだんの食生活が重要なカギを握っています。

「毒を入れない」食材選びや下ごしらえの仕方、食べ方についてはP38で紹介しましたが、ここでは体内に入ってしまった毒素に作用する食材を紹介します。

毒素に作用する食材についての方法は3つ考えられます。

1つめは「毒素をはさみこんで排出する食材」。2つめは「解毒力を高める食材」3つめは「毒素を押し流す食材」です。これらを上手に摂取することで、体内に入りこんだ毒素を排出できます。

毒を入れない食事と毒素を出す食事の両方を上手に活用してデトックス生活を楽しんで下さい。

毒素をはさみこんで排出する食材

毒素をはさみこむとは、キレート成分などと結合させて排出するということです。キレートとはギリシャ語でカニのはさみを意味する科学用語です。「ケルセチンや一部の硫化アリル」がはさみこんで排出する食材の代表格です。

玉ねぎ／ケルセチン・硫化アリル

毒素をはさみこんで排出の代表的食材。血液凝固を抑制し、血液をサラサラにしてくれる

レシピ使用（P42　豚ヒレ肉の玉ねぎおろし焼き、P45　野菜と玉ねぎのピクルス）

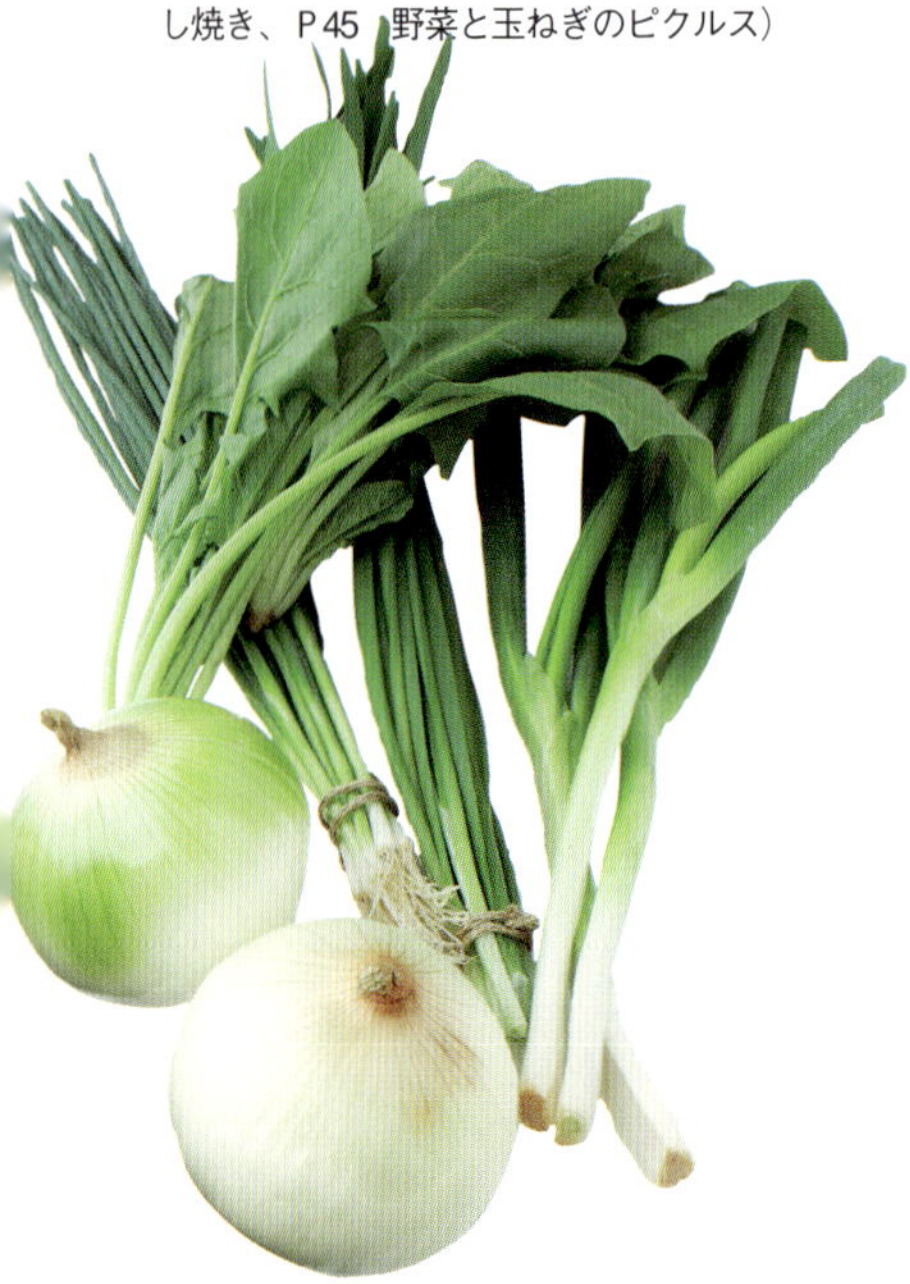

にら／硫化アリル

消化酵素の分泌を活発にし、消化促進、食欲増進に効果を発揮

レシピ使用（P43　にらかに玉）

ねぎ／硫化アリル

活性酸素の働きを抑制する作用と胃のもたれを防ぐ消化促進作用などがある

レシピ使用（P44　ねぎとザーサイの冷やし中華ソバ、P45　万能ねぎのぬた風）

あさつき／硫化アリル

体の細胞を老化から守り、抵抗力を高めたり、皮膚を健康的に保ったりする働きがある

ほうれん草／ケルセチン

抗酸化作用により活性酸素の働きの抑制や肌の老化を防ぐ働きがある

その他ケルセチンを含む食材

ケール／パセリ／松の葉など

その他硫化アリルを多く含む食材

茎にんにく／わけぎ／らっきょう など

解毒力を高める食材

食材に含まれる「亜鉛やセレン」は解毒たんぱく質をつくる食材となってくれます。有害ミネラルと結合して無毒化を促進し、解毒力を高めます。

トマト／セレン

抗酸化作用で体内の不要な活性酸素を撃退してくれる
レシピ使用（P47トマトと豚肉、豆腐スープ煮込み）

イワシ／セレン

イワシの成分ＥＡＲは中性脂肪をとりこんで分解して排泄させる

ナッツ類／セレン

アミノ酸に含まれるアルギンは血流を促進する

イカ／セレン

肝臓の解毒作用や視力回復にも効果を発揮する
レシピ使用（P49イカと納豆の和え物）

その他セレンを多く含む食材

マグロ／かれい／牛肉など

その他亜鉛を多く含む食材

小麦胚芽／卵 ＜レシピ使用＞（P48 ゆで卵とブロッコリーのグラタン、P49 紅茶プリン）／肉類など

レバー／亜鉛

良質なたんぱく質が肝細胞を再生し、ビタミン・ミネラルが肝機能を活発にする
レシピ使用（P46 レバープルコギ）

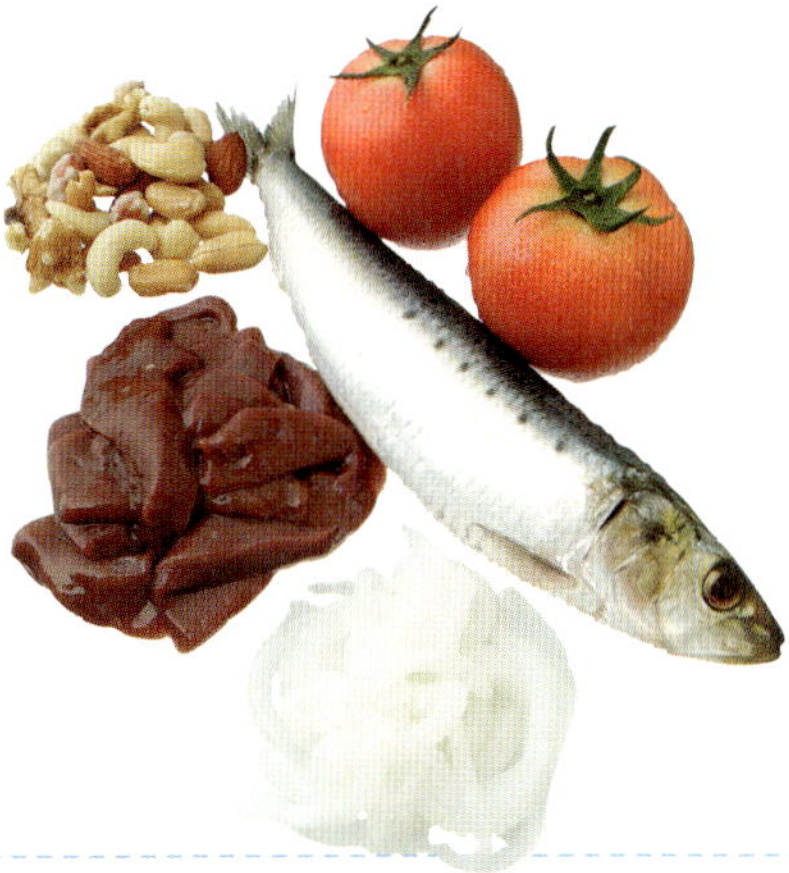

毒素を押し流す食材

毒素をそのまま流すには「食物繊維」が効果的です。食物繊維は、水分を吸収して便をやわらかくし、スムーズな排便を促します。

アボカド

ベータシトステロールという脂質が胆汁酸に作用し、コレステロールの吸収を抑え、余ったものを体外へ排出してくれる
レシピ使用（P53 アボカドチーズケーキ）

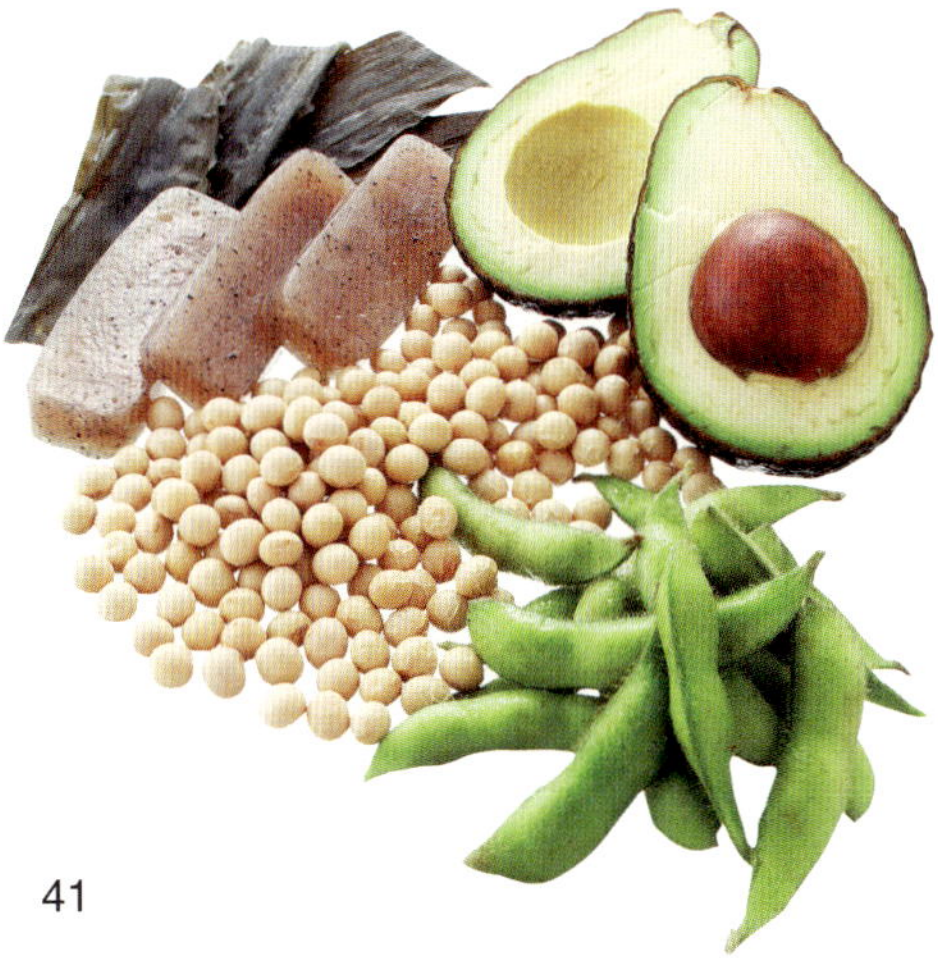

昆布

腸内の余分なコレステロールを体の外に出すように働く。また、不足しがちなカルシウムも補える
レシピ使用（P52 昆布の炊き込みご飯）

大豆

大豆レシチンは、コレステロールをはじめとする脂質代謝を改善し、動脈硬化の予防になる

枝豆

肝臓の解毒作用や視力回復にも効果を発揮する
レシピ使用（P50 枝豆入り焼き団子）

こんにゃく

食物繊維が腸の働きを活発にし、体内の有害なものをすばやく外に排出する
レシピ使用（P51 こんにゃくと鶏手羽肉の梅煮）

その他食物繊維を多く含む食材

ひじき＜レシピ使用＞（P53 ひじきのナムル）／ごぼう／ごま／きくらげ／モロヘイヤなど

玉ねぎの辛味成分「硫化アリル」が血液をサラサラに

豚ヒレ肉の玉ねぎおろし焼き

熱量 230kcal　時間 15分

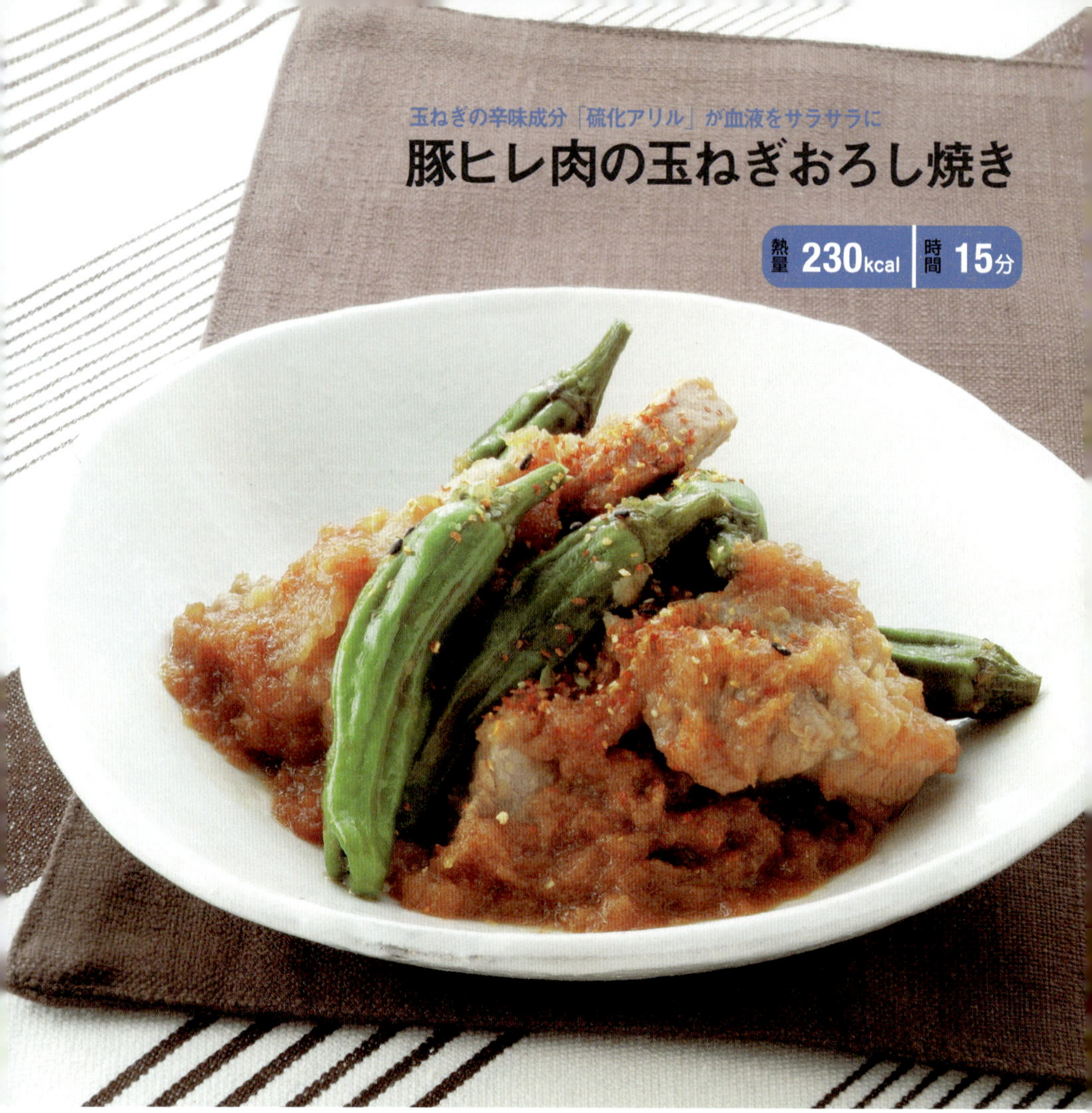

材料（2人分）

豚ヒレ肉 ……………200g
しし唐……………………6本
玉ねぎ ………………200g
しょうが …………1/2片
A しょうゆ‥大さじ1 1/2
　レモン汁 ‥‥大さじ1/2
　砂糖………大さじ1/2
　油 ……………大さじ1
七味唐辛子……………適宜

作り方

1. 豚ヒレ肉は食べやすい大きさに切り、しし唐は切りこみを入れておく。
2. 玉ねぎとしょうがをおろしてボウルに入れて、Aを加えて混ぜる。フライパンに油を入れて熱し、豚ヒレ肉を入れて表面を焼く。
3. 2の豚ヒレ肉の表面が焼けたら、しし唐を加えてさらに炒め合わせる。
4. 3に2の玉ねぎとしょうがを加えて蓋をして、弱火で1～2分程蒸し焼きにする。蒸し上がったら器に盛って、七味唐辛子をふりかける。

デトックス以外の効果もある硫化アリル

硫化アリルは糖尿病、高血圧、動脈硬化等の予防にも働きます。

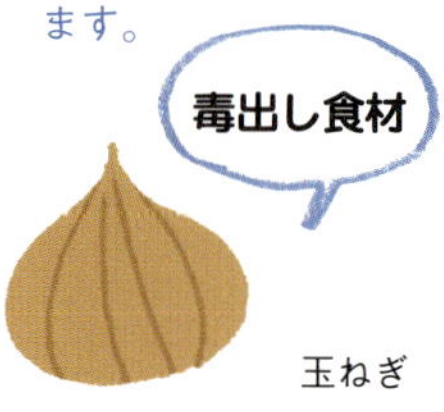

玉ねぎ

にらの成分が疲労回復や肩こり、冷え性、神経痛に効果的

にらカニ玉

熱量 248kcal　時間 15分

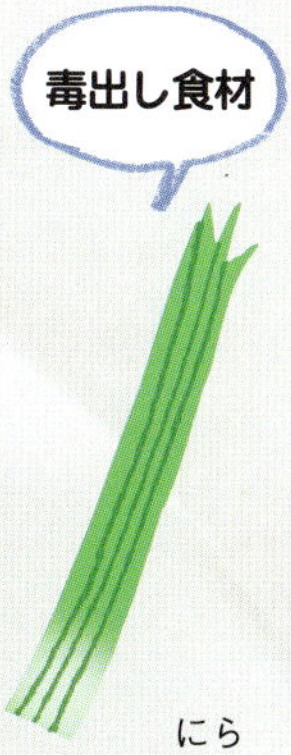

材料（2人分）

にら		1束
しょうが		1/2片
しいたけ		2枚
カニ（缶詰）		小1缶
卵		3個
ごま油		大さじ1
A	水	1/4カップ
	鶏がらスープ素	小さじ1
	酒	大さじ1
	しょうゆ	小さじ1
	砂糖	小さじ1弱
	こしょう	少々
水溶き片栗粉		大さじ3

作り方

1. にらとしょうがはみじん切りにする。しいたけは細切りにする。フライパンにごま油大さじ1/2としょうがを入れて炒めて、香りがしたら、しいたけ、汁気を切ったカニとにらを加えて炒める。
2. ボウルに卵を入れて溶きほぐし、1が熱いうちにボウルに加え、ざっくりと混ぜ合わせる。
3. フライパンに大さじ1/2のごま油を熱し、2を流し入れて、両面を焼き、器に盛る。
4. 小鍋にAを入れて煮立て、水溶き片栗粉を加えてとろみをつけ、3にかける。

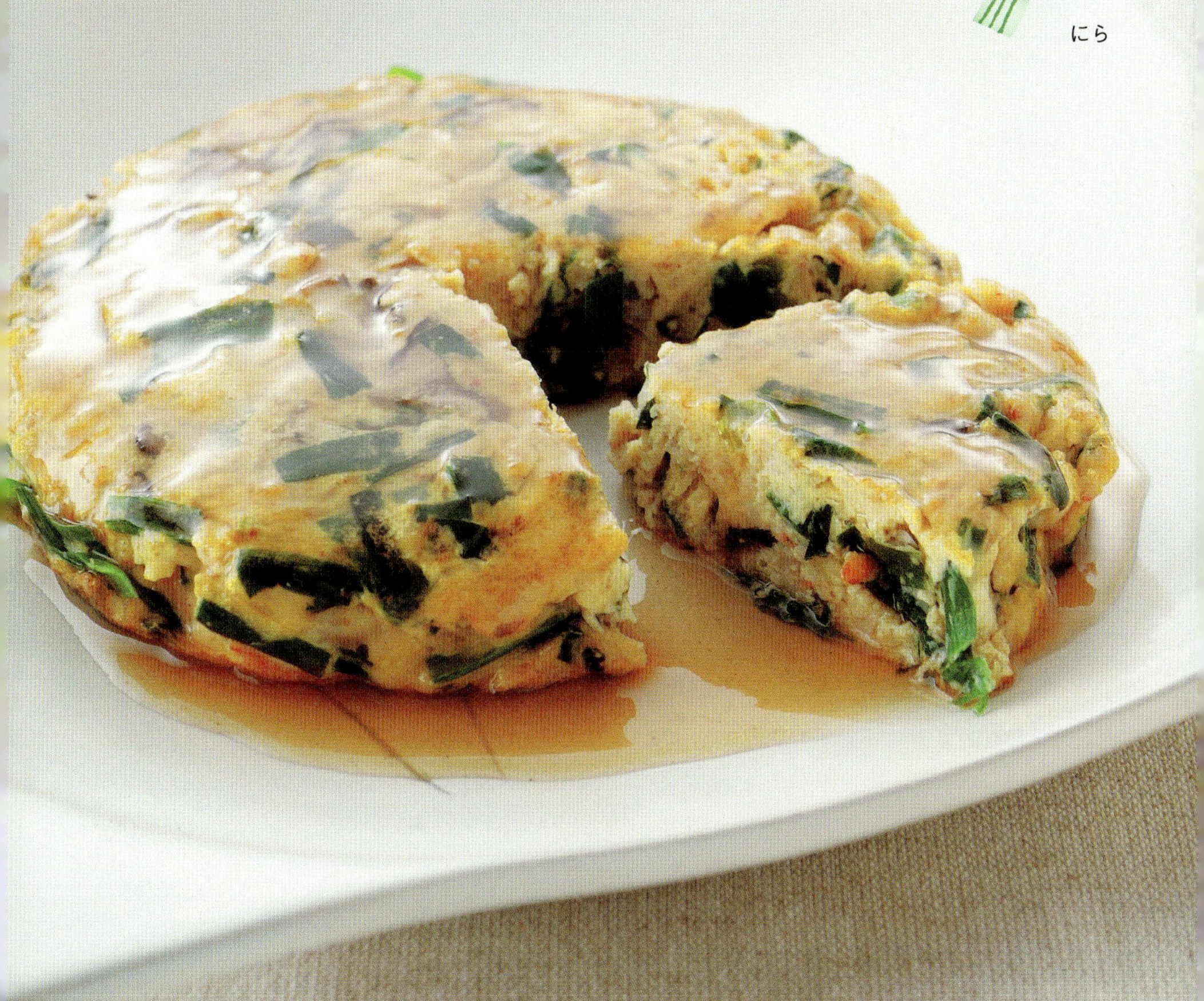

ねぎの辛み成分「アリシン」は消化や血行を促進

ねぎとザーサイの冷やし中華ソバ

熱量 445kcal　時間 10分

材料（2人分）

ねぎ…………………1本
ザーサイ　…………40g
A
- しょうゆ……大さじ1
- すり白ゴマ……大さじ1
- ラー油………大さじ1
- 酢……………小さじ1

中華蒸しめん…………2玉
かいわれ…………1パック

作り方

1. ねぎとザーサイはみじん切りにしてボウルに入れ、Aと和える。
2. 中華蒸しめんをゆでて、よく洗う。洗ったら水気をしっかりと切って、1に混ぜてからめる。
3. 器に盛り、最後にかいわれを飾りつける。

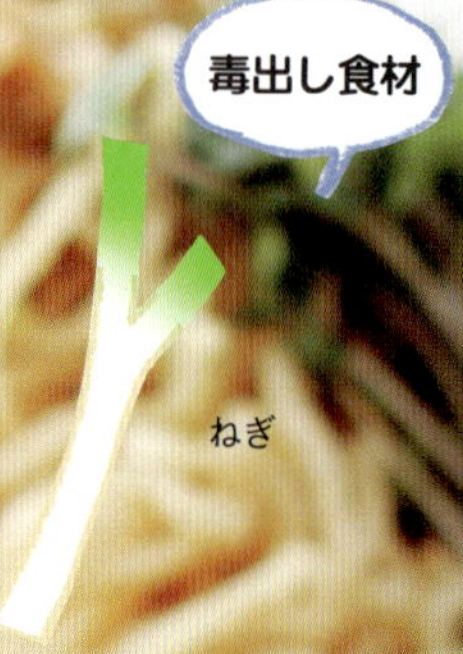

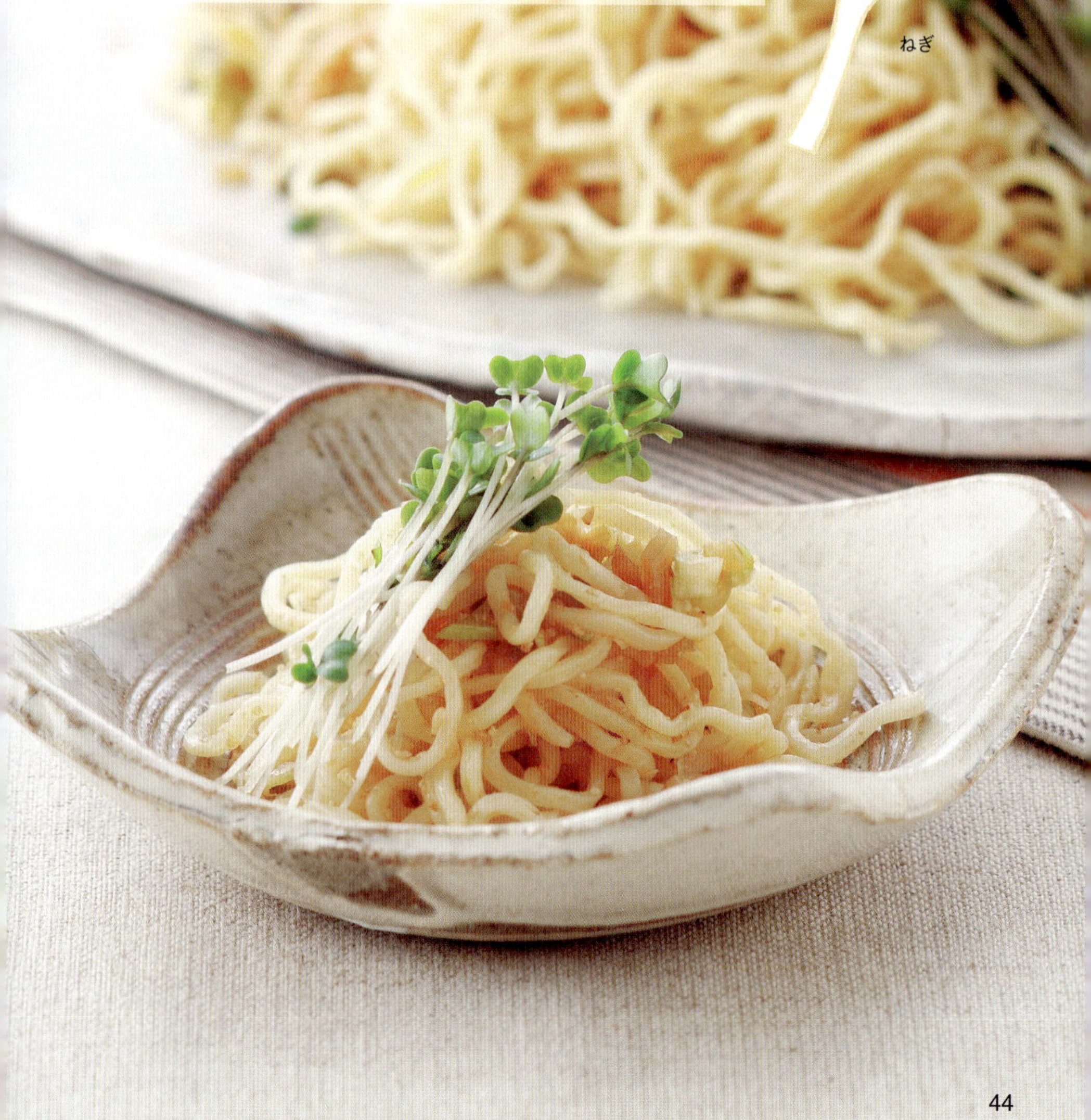

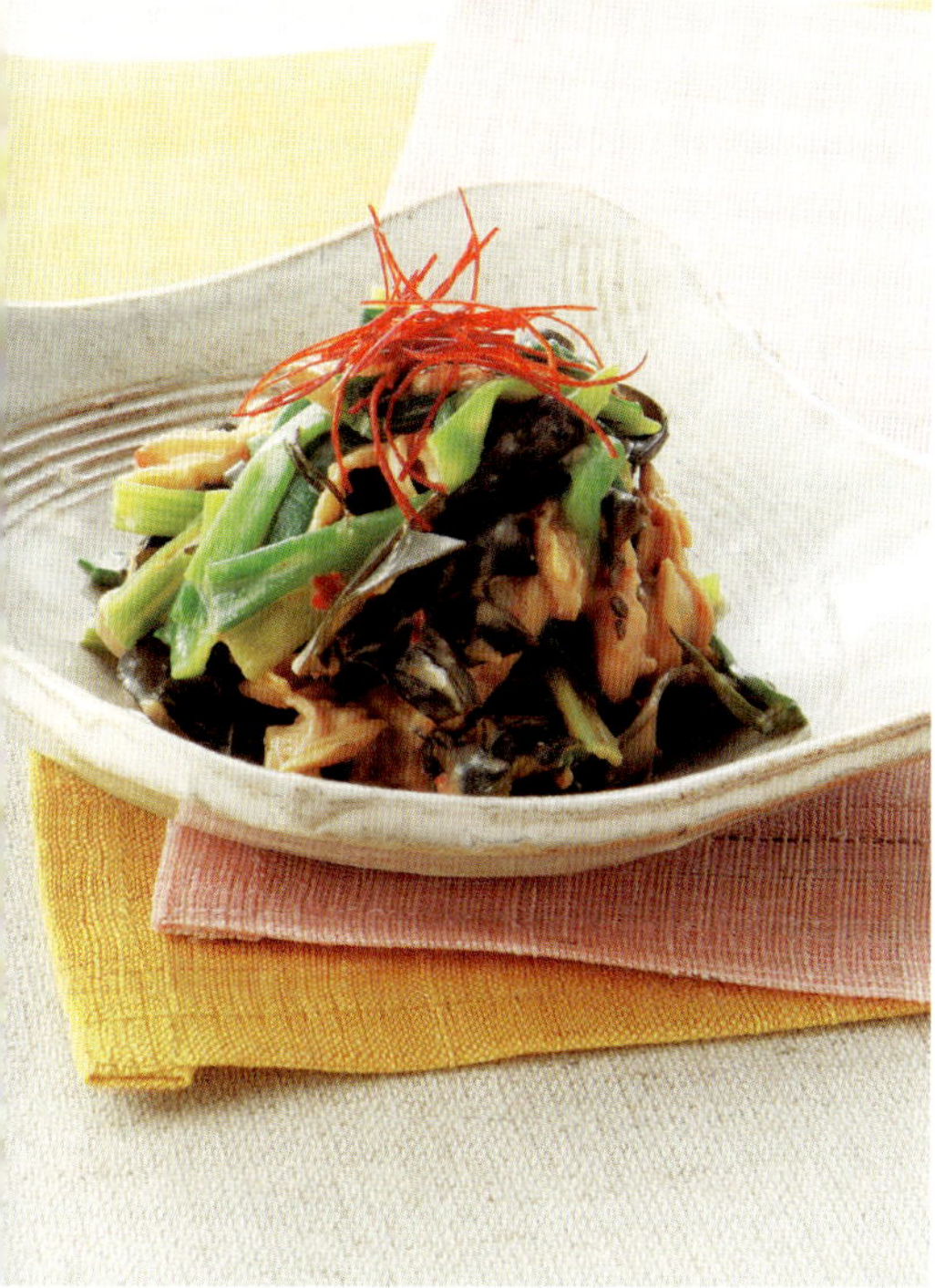

ねぎは滋養強壮効果もある万能野菜

万能ねぎのぬた風

材料（2人分）

アサリの水煮（缶）‥60g
万能ねぎ ……1束
わかめ ………40g
糸唐辛子 ……適宜

A
- 白味噌 ‥‥50g
- マヨネーズ‥大さじ1
- レモン汁‥小さじ2
- 豆板醤…………小さじ1/2～1

作り方

1. アサリは水気を切る。万能ねぎは軽く湯通しして水気をしぼり、3cmの長さに切る。わかめは軽く湯通し、食べやすい大きさに切る。
2. ボウルにAを入れて、よく練り混ぜる。混ざったら1のアサリ、万能ねぎ、わかめと和える。
3. 2を器に盛り、最後に糸唐辛子をのせる。

毒出し食材

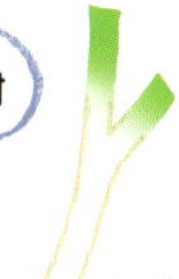
ねぎ

熱量 149kcal 時間 8分

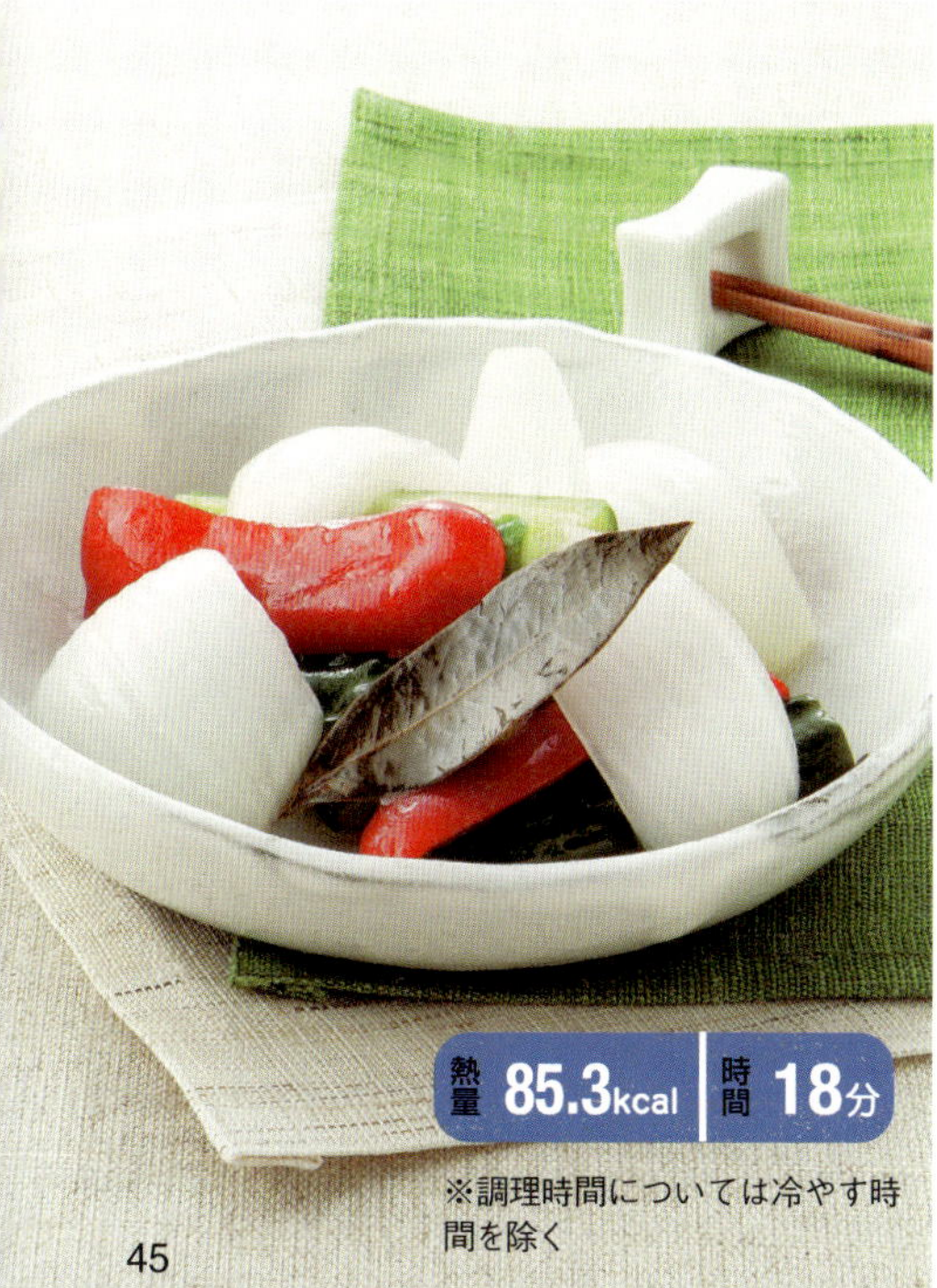

熱量 85.3kcal 時間 18分

※調理時間については冷やす時間を除く

玉ねぎは血管の健康維持に効く

野菜と玉ねぎのピクルス

材料（2人分）

赤ピーマン ‥‥1個
きゅうり ……1本
玉ねぎ ……1/2個
塩 ……小さじ1/3

A
- オリーブ油大さじ1
- 酢 ‥‥大さじ2
- 砂糖 ‥小さじ1
- 塩 ………少々
- 粒こしょう 適宜
- にんにく ‥1片
- 赤唐辛子 ‥1本

作り方

1. 赤ピーマンは1cm幅の細切りにする。きゅうりは3～4cmの長さに切り、4つ割りにする。玉ねぎはくし型に切る。
2. ボウルに1の野菜を入れて塩をふって混ぜ、10分程おく。しんなりしたら軽く水で洗う。
3. Aを耐熱皿に入れ、ラップをして、電子レンジで1分程温め、温かいうちに2と合わせてラップをして冷蔵庫で30分～1時間程、冷やす。

毒出し食材

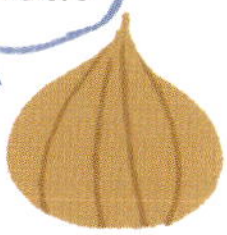
玉ねぎ

レバーのビタミン・ミネラルが肝機能を活発に

レバープルコギ

熱量 254kcal　時間 10分

※調理時間については下味の漬け時間を除く

材料（２人分）

- 鶏レバー …………160ｇ
- ねぎ ……………1/2本
- にんじん …………1/3本
- キャベツ……………２枚
- ごま油 ………大さじ1/2
- A
  - みりん ………大さじ２
  - 砂糖 …………小さじ１
  - コチュジャン ‥大さじ１ 1/2
  - 粉唐辛子 ……小さじ１
  - おろしにんにく 小さじ２
  - しょうゆ ……小さじ２
- サニーレタス…………適宜

作り方

1. 鶏レバーは流水にさらして血抜きをして、食べやすい大きさに切る。ねぎは斜め薄切りにして､にんじんは短冊切りにする。キャベツはザク切りにする。
2. Ａの材料を混ぜ合わせ漬けだれをつくる。１の材料を加えてよくもみこみ、30分程漬ける。
3. フライパンにごま油を熱し、２を炒めて、肉や野菜に火が通ったら、サニーレタスを敷いた器に盛りつける。

毒出し食材

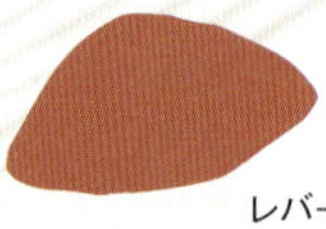

レバー

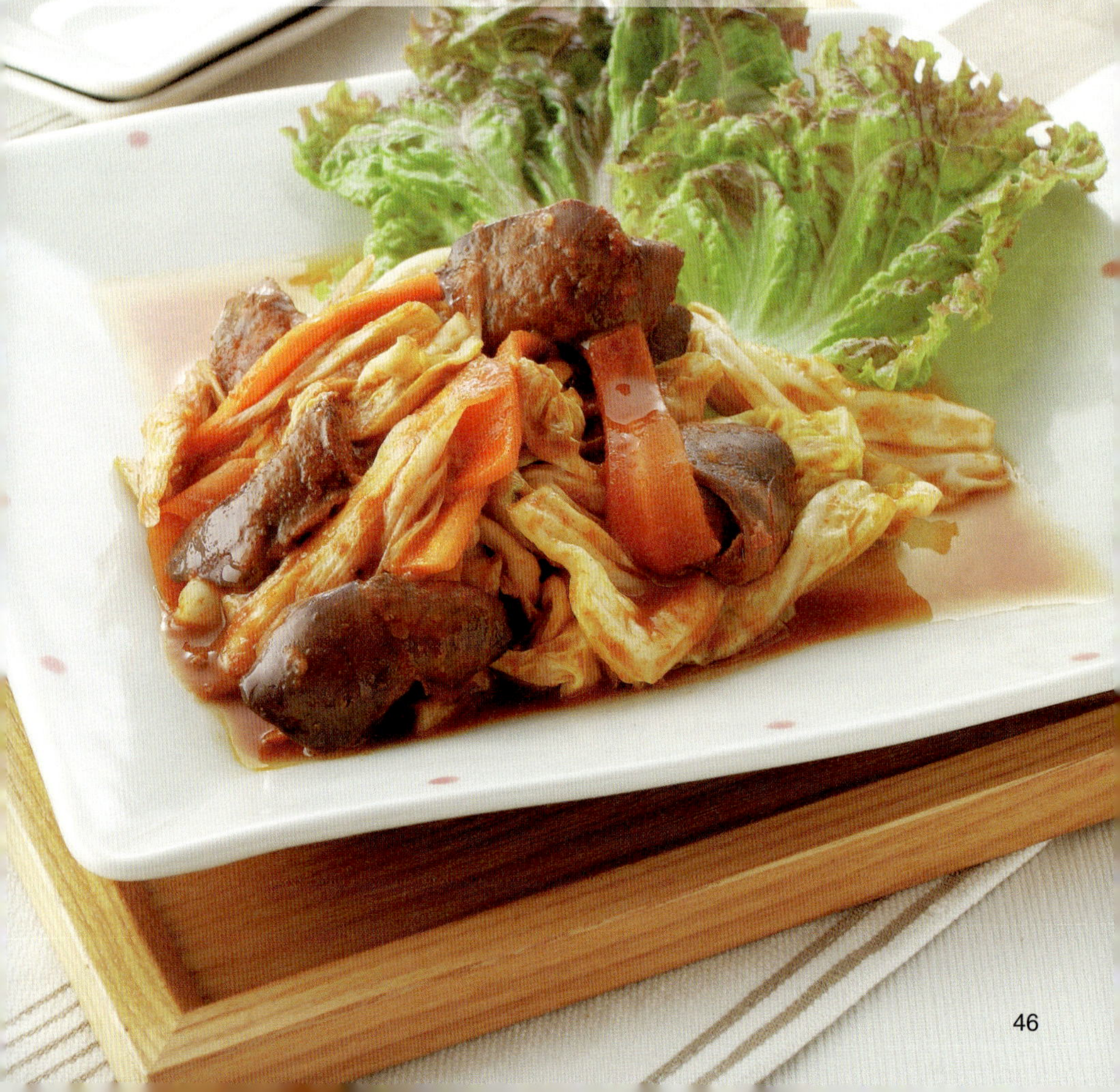

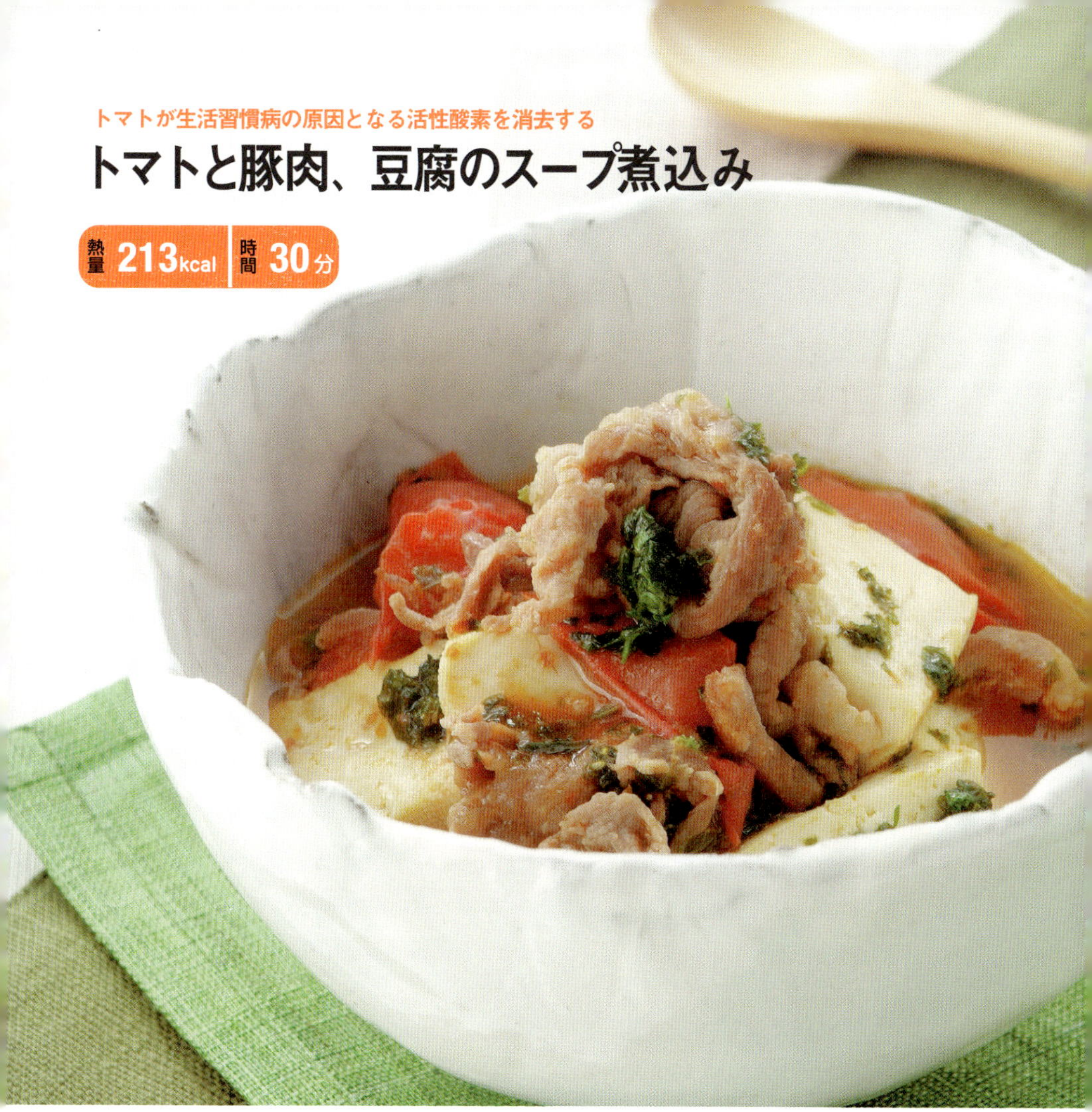

トマトが生活習慣病の原因となる活性酸素を消去する

トマトと豚肉、豆腐のスープ煮込み

熱量 213kcal　時間 30分

材料（2人分）

木綿豆腐‥‥150g（1/2丁）
豚モモ肉（薄切り）‥100g
A
- しょうゆ　‥大さじ1/2
- 酒　‥‥‥‥大さじ1/2
- 片栗粉‥‥‥‥小さじ1
- ごま油‥‥‥‥小さじ1

トマト‥‥‥‥‥‥‥大1個
B
- しょうゆ‥‥‥小さじ2
- 砂糖‥‥‥‥‥小さじ1
- 水　‥‥‥‥1/2カップ
- 鶏がらスープの素 小さじ1/2

パセリ（みじん切り）‥大さじ3

作り方

1. 豆腐は水気を切って、8等分に切る。豚モモ肉はひと口大に切り、ボウルに入れてAを加え、もみこみ下味をつける。トマトはそれぞれ6等分のくし型に切る。
2. 鍋に1で下味をつけた豚モモ肉を入れて焼きつける。豚モモ肉の色が変わってきたら1の豆腐、トマトを加えて炒めながら合わせる。
3. 2にBとパセリを加えて15〜20分程煮込む。

デトックス以外の効果もあるセレン

セレンは糖尿病、動脈硬化予防や老化を防ぐ働きがあります。

トマト

卵が過酸化脂質の増加を防ぎ、動脈硬化を予防

ゆで卵とブロッコリーのグラタン

熱量 294kcal ｜ 時間 30分

材料（2人分）

ブロッコリー…………1個
卵…………………2個
ホワイトソース………1缶
塩、こしょう…………少々
溶けるタイプのチーズ ‥40g

作り方

1. ブロッコリーはゆでて水気をしぼり、食べやすい大きさに切る。卵はゆでて、ゆで卵を作る。
2. 1のブロッコリーとホワイトソースの1/3程度の量を混ぜ合わせ、塩、こしょうをする。耐熱皿に敷き、ゆで卵を薄切りにして並べ、残りのソースとチーズをのせてオーブントースターで10〜15分程焼く。

毒出し食材

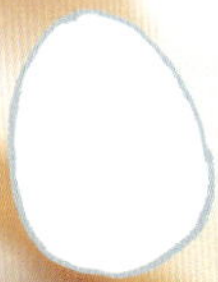

卵

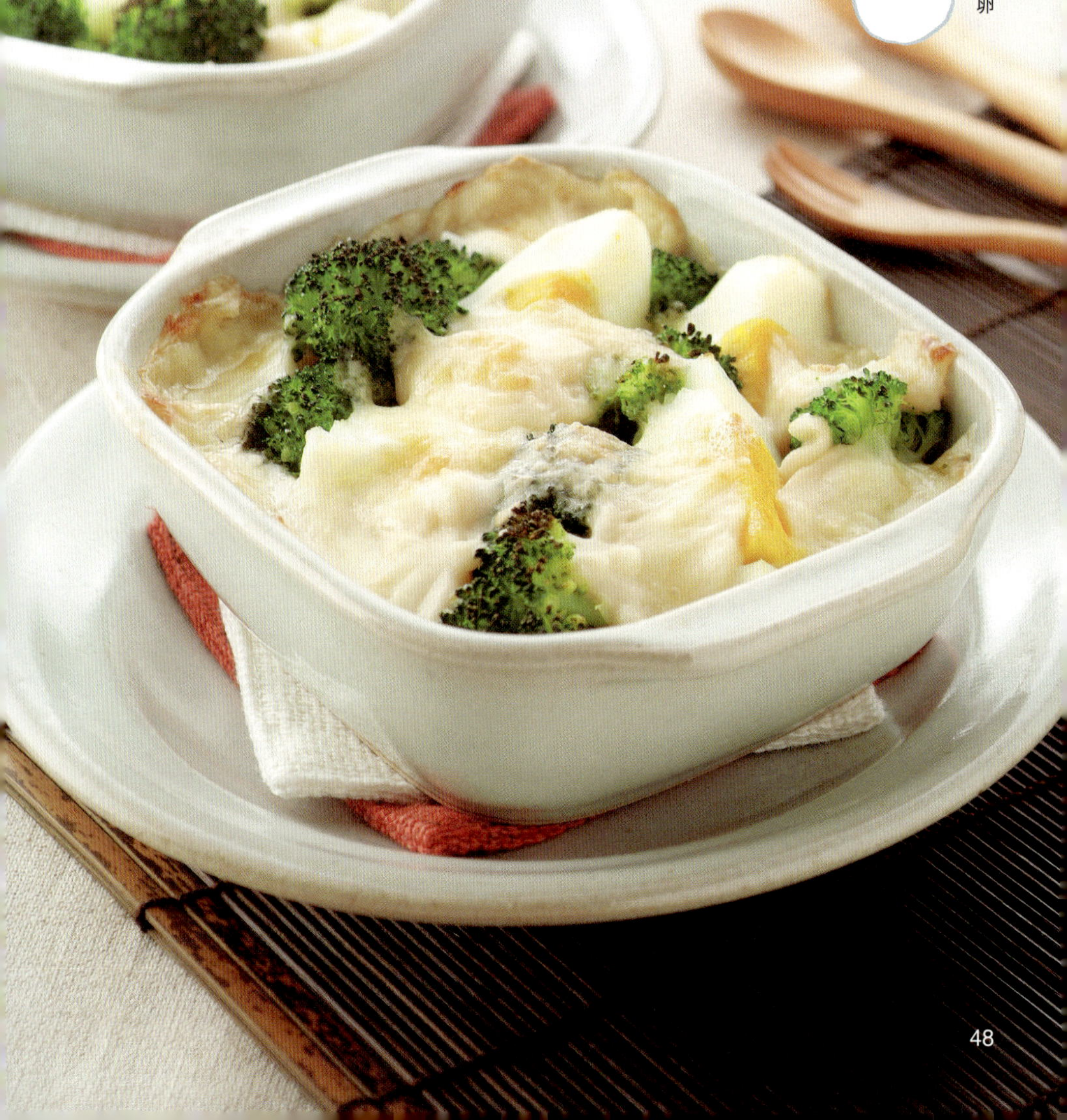

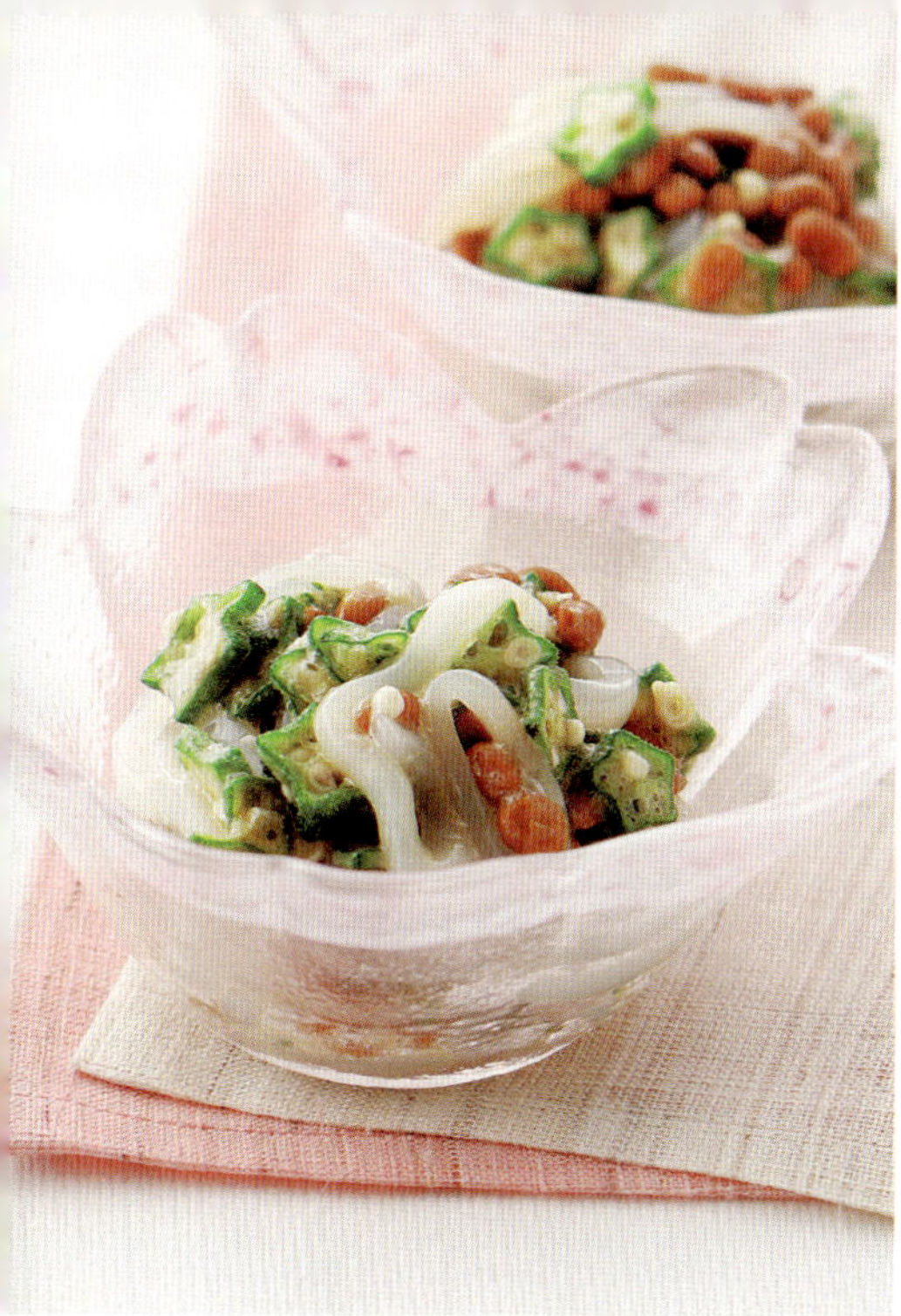

イカが貧血や不妊症、ホルモン異常の予防などに効く

イカと納豆の和え物

材料（2人分）

オクラ ・・・・・・・・・5本
納豆 ・・・・・・1パック
しょうゆ ・・大さじ1
イカ（刺身用）・・80g

作り方

1. オクラは軽くゆでて、薄い輪切りにする。
2. ボウルに納豆と1のオクラを入れてよく混ぜ、ねばり気が出たらしょうゆを加えて混ぜる。さらにイカを加えて混ぜ和え、器に盛る。

熱量 96kcal　時間 5分

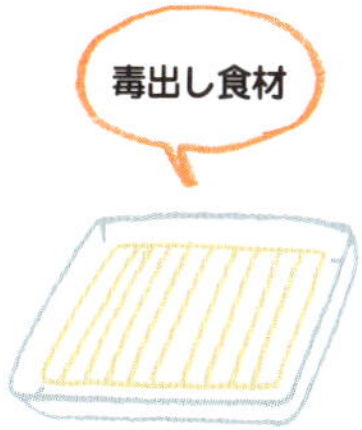

イカ

卵のタンパク繊維によって、血圧の低下に効果を発揮する

紅茶プリン

材料（2人分）

グラニュー糖 ・・30g
お湯 ・・・・・・大さじ1
牛乳 ・・・・・・1カップ
紅茶の葉 ・・・・・・5g
卵 ・・・・・・・・・・・・1個
砂糖 ・・・・・・・・・・30g

作り方

1. グラニュー糖を鍋に入れて、弱火にかける。茶色くなったら、火からおろし、熱湯大さじ1を少しずつ加えて、溶かし混ぜる。
2. 鍋を火にかけて牛乳を温め、紅茶の葉を入れる。軽く沸騰させてから、裏ごしする。
3. ボウルに卵、砂糖を入れて泡立器で混ぜる。2を少しずつ加えてよく混ぜ合わせて漉す。
4. 器に1のカラメルを入れ、3を注ぎ入れて、天板に並べる。器の1/3の高さまで天板にお湯をはり、150〜160℃のオーブンで30〜35分蒸し焼きにする。

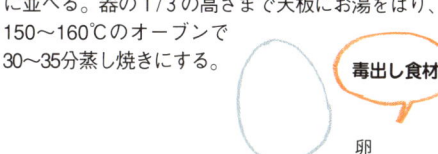

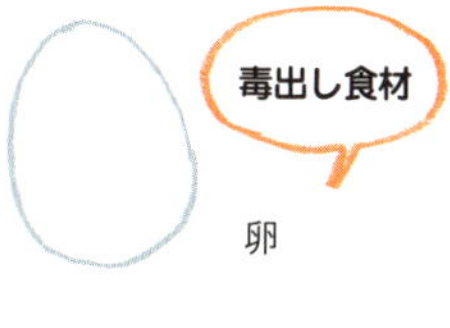

卵

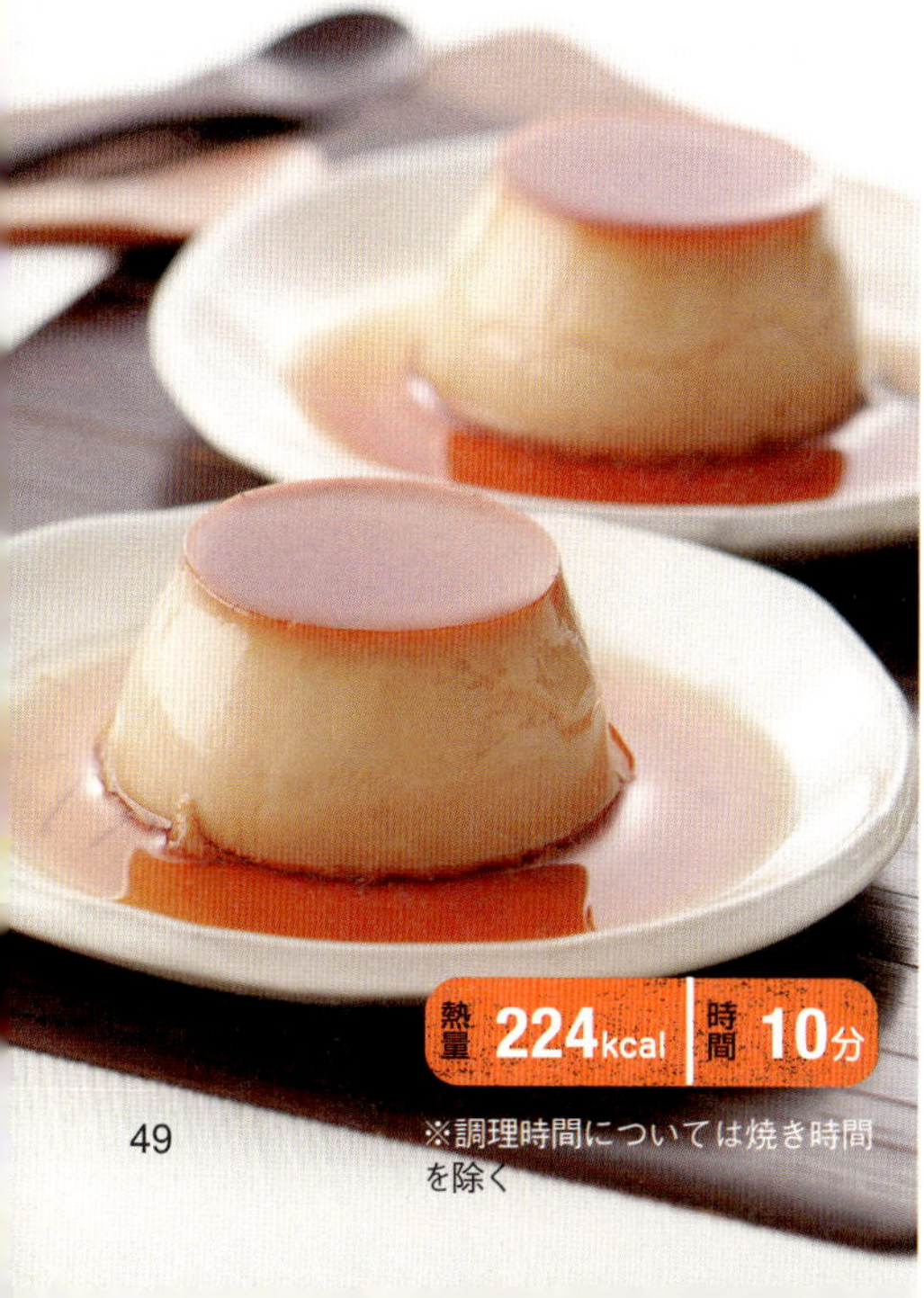

熱量 224kcal　時間 10分

※調理時間については焼き時間を除く

枝豆が新陳代謝を促し、疲労によるスタミナ不足の解消に効果的

枝豆入り焼き団子

熱量 266kcal　時間 18分

材料（2人分）

木綿豆腐 ··100g （1/3丁）
ねぎ ··············1/3本
鶏ひき肉（ムネ肉） ··100g
しょうが（すりおろし）··小さじ1
塩 ············小さじ1/5
片栗粉···········大さじ1
枝豆（むき身）··1/2カップ
油 ············大さじ1/2
A ┌みりん ········大さじ2
　 │酒 ············大さじ1
　 └しょうゆ ······大さじ2
水溶き片栗粉····大さじ1強

作り方

1. 木綿豆腐はペーパタオルに包み、電子レンジで3～4分程加熱し、しっかりと水気を切る。ねぎはみじん切りにする。
2. ボウルに1の豆腐、鶏ひき肉、しょうが、塩、片栗粉を入れて手で練り混ぜる。枝豆も加えて混ぜ、混ざったら小さめのだ円型に丸める。
3. フライパンに油を入れて熱し、2を並べて蓋をして蒸し焼きにする。途中で裏に返し、両面をこんがりと焼き色をつけ、とり出す。
4. 小鍋にAを入れてひと煮立ちしたら、水溶き片栗粉を入れてたれを作り、3をからめる。

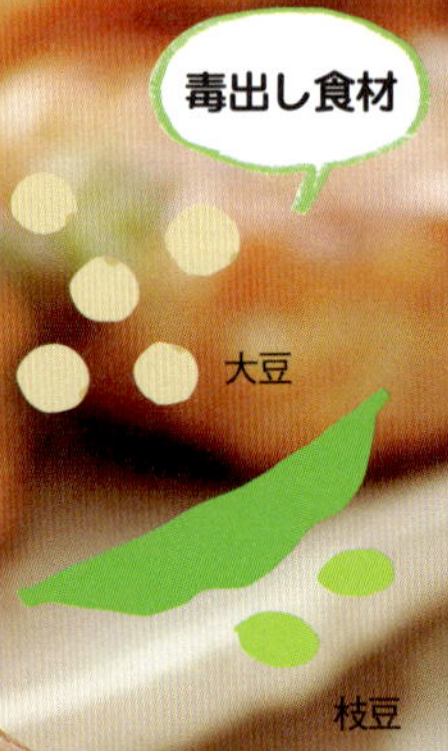

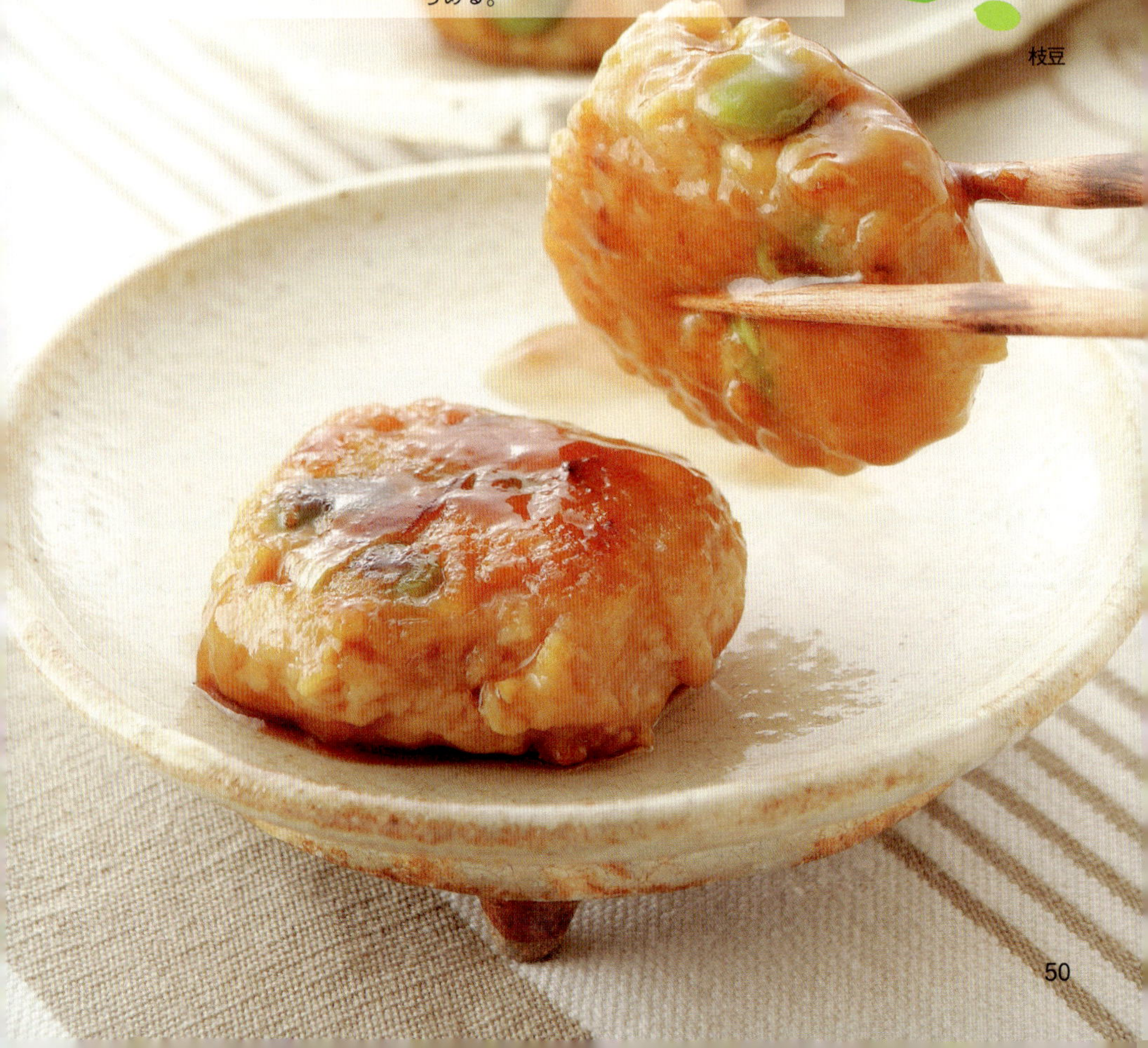

こんにゃくが腸の動きを活発にして体内の毒素を早く外へ出す

こんにゃくと鶏手羽肉の梅煮

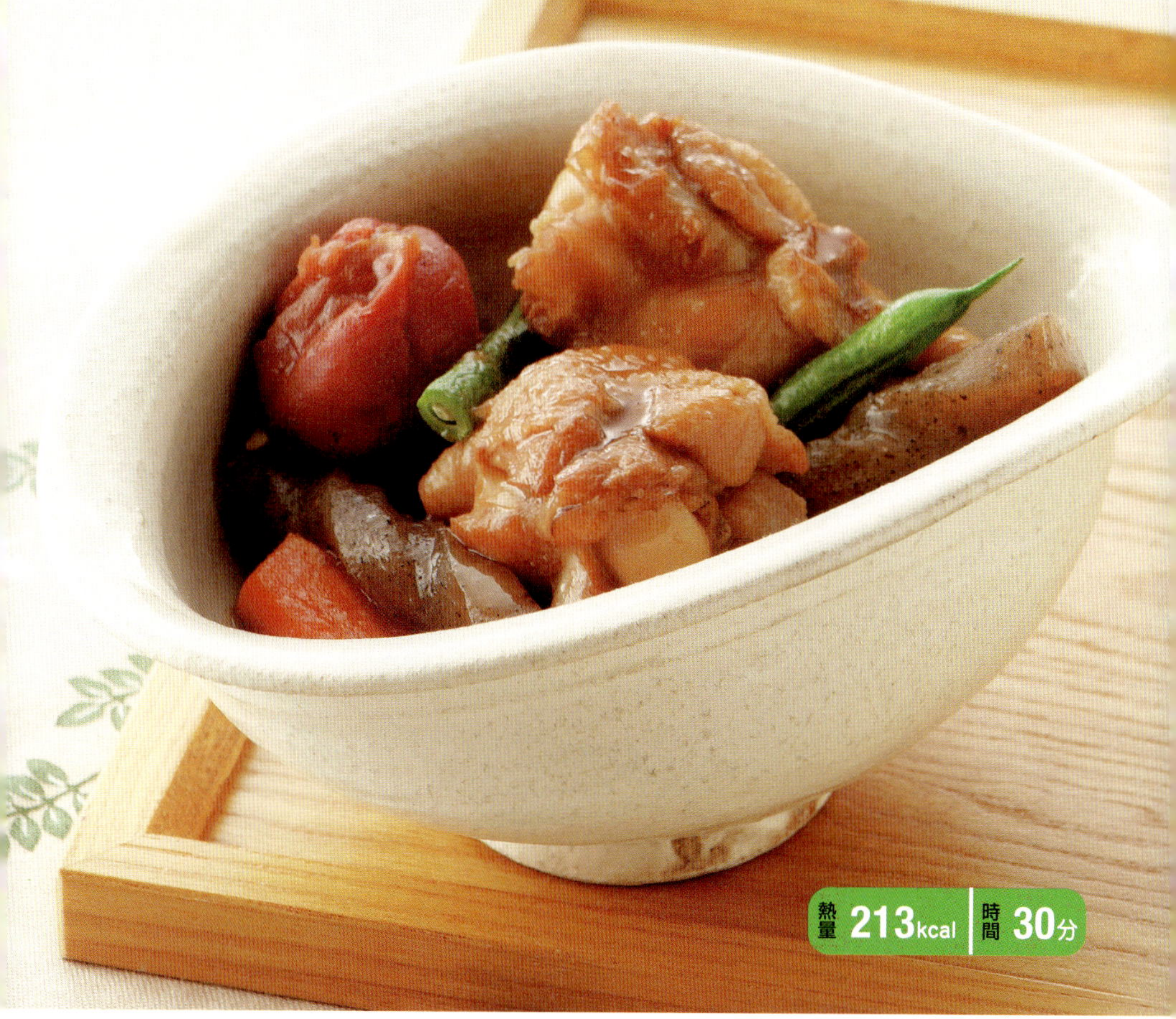

熱量 213kcal 時間 30分

材料（2人分）

鶏手羽元……………4本
塩、こしょう…………少々
こんにゃく ………1/2枚
にんじん……………1本
A［水…………1カップ
　ハチミツ ……大さじ1
　しょうゆ 大さじ1 1/2
　赤ワイン ‥大さじ1/2
　梅干し…………2個］
さやいんげん…………3本

作り方

1. 鶏手羽元は塩、こしょうをふる。こんにゃくは手綱にする。にんじんは乱切りにする。
2. 鍋に油を敷いて熱し、鶏手羽の両面を焼く。こんにゃく、Aを加え蓋をして、15～20分煮込む。
3. さやいんげんを3等分にし、2に加えて少し煮て、煮えたら火を止めて器に盛る。

デトックス以外の効果もある食物繊維

大腸がんの予防、便秘解消、生活習慣病の予防に働き健康維持に重要な役割をします。

毒出し食材

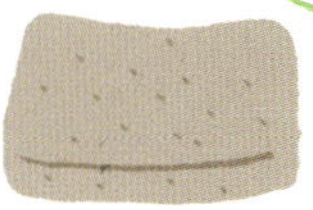

こんにゃく

昆布が腸内の余分なコレステロールを体の外に出す

昆布の炊き込みご飯

熱量 332kcal　時間 5分

※調理時間については炊き時間を除く

材料（2人分）

精白米…………1カップ
油揚げ……………1枚
糸昆布　…………50ｇ
しょうが……………1片
水……………1カップ
A　しょうゆ……小さじ2
　　酒……………大さじ1
　　みりん………小さじ1
三つ葉……………1束

作り方

1. 精白米は研いで、ザルにあける。油揚げは熱湯に通して油抜きして、細切りにする。糸昆布は食べやすい長さに切る。しょうがは千切りにする。

2. 炊飯器に1の材料と水を入れ、Aを加えて炊く。

3. 2が炊き上がったら、食べやすい長さに切った三つ葉を加えて、軽く混ぜる。

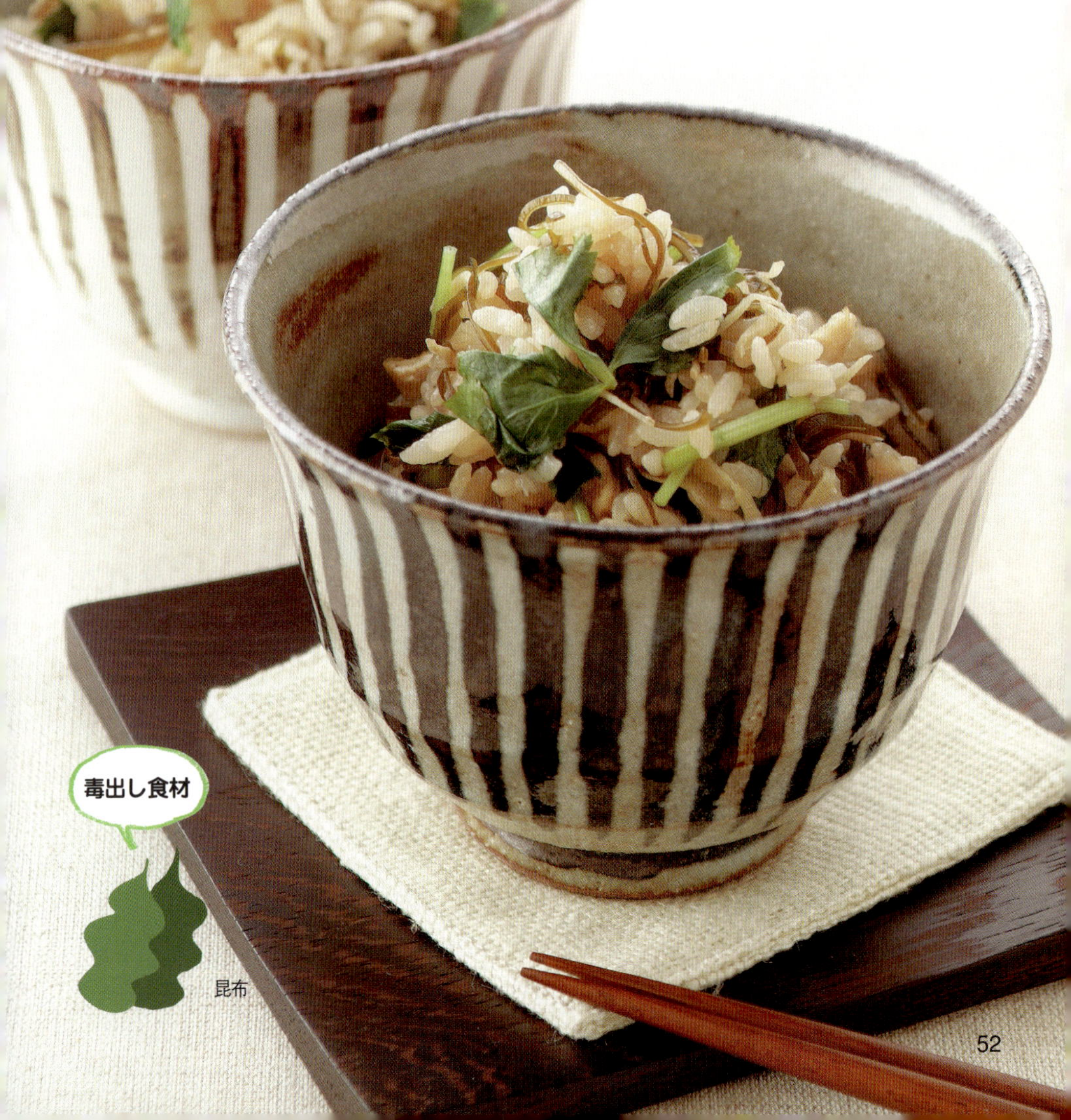

昆布

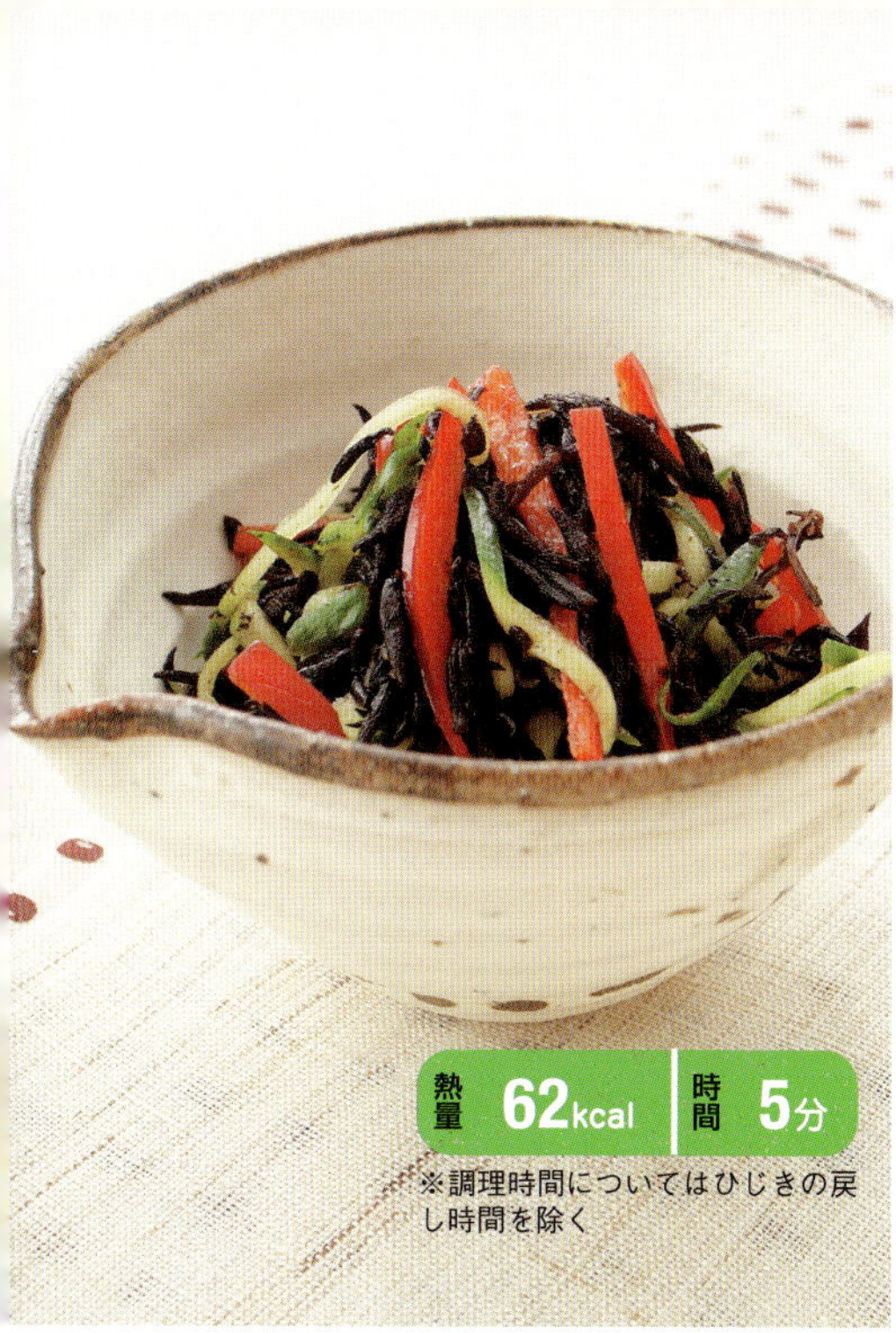

熱量 62kcal　時間 5分

※調理時間についてはひじきの戻し時間を除く

皮膚を健康に保ち、美肌に効果のあるひじき料理

ひじきのナムル

材料（2人分）

ひじき ········10g
きゅうり ······1本
赤ピーマン ··1/2個
A しょうゆ··大さじ2
　酢 ··大さじ1/2
　ごま油 ····少々
　おろしにんにく 小さじ1
　粉唐辛子··小さじ1
　砂糖 ··小さじ1

作り方

1. ひじきはたっぷりの水で戻し、水気を切る。きゅうりと赤ピーマンは細切りにする。
2. Aのあわせ調味料をボウルに入れて合わせ、1の材料を加えて和えて、器に盛る。

毒出し食材

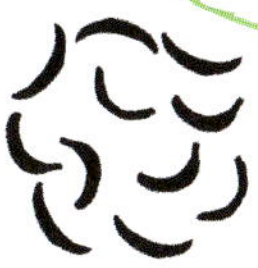

ひじき

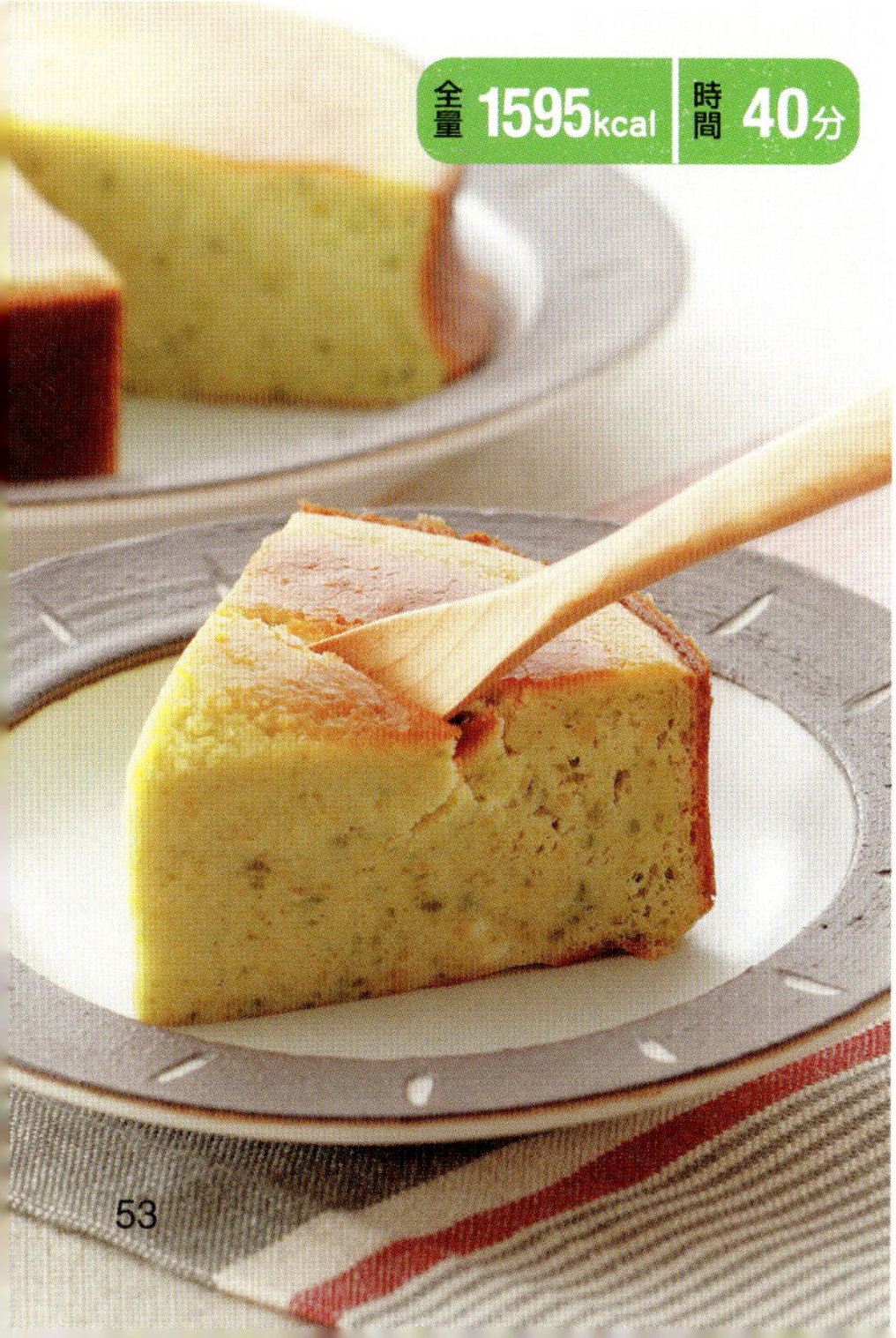

全量 1595kcal　時間 40分

脂肪の代謝を促し、血中脂質や中性脂肪がたまるのを防ぐ

アボカドチーズケーキ

材料

（分量15cm丸型1個分）

クリームチーズ ··200g
アボカド ······1個
砂糖 ··········80g
卵 ············3個
薄力粉 ····大さじ3
レモン汁 ··大さじ2

作り方

1. ミキサーにクリームチーズ、砂糖、卵、アボカドを入れてなめらかになるまで混ぜる。
2. 薄力粉を大さじ1加えて、1のミキサーをかける。残りの薄力粉も同様に大さじ1ずつ加えてミキサーにかけ、最後にレモン汁を加えてひと混ぜする。
3. 2を型に流し入れ、170〜180℃に予熱しておいたオーブンで、約30分焼く。

毒出し食材

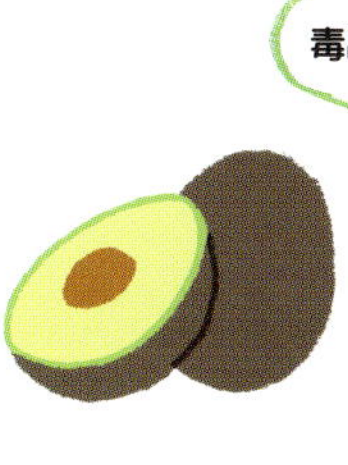

アボカド

detox column

その2 プチ断食編

プチ断食で疲れた腸を休めよう

便秘は毒出しの最大の敵！　デトックスを実施していても便秘がなおらないという方には腸に休みを与えるプチ断食がオススメ！

腸にとどまった便を一気に流す

食べたものを胃腸が処理できる量は限られています。食べ過ぎてしまうと、消化が優先され、排出は後回しになってしまうため、便秘を引き起こします。便秘なると、便が腸内に長くとどまるため毒素が発生する原因となってしまいます。

そこでオススメなのが「プチ断食」。消化だけで使い切っている腸を排出も促すようにしてくれます。また、疲れた胃腸を休めるという効果も得られ一石二鳥です。

プチ断食は2日以上行うとより効果的ですが、2日間の断食がつらいという方は、最初は半日や1日でできる断食を行い、慣れてきたら2日という方法をとるとよいでしょう。

2日プチ断食の流れ

【断食準備期】　水～金曜日

消化のよいものを選んで胃に負担をかけないようにします。

〈メニュー例〉

サンドイッチ、うどん、リゾットサラダ、大豆の煮物など

⇩

【断食期】　土・日曜日

ジュース中心にします。栄養バランスを考えたフルーツジュースがベター。

〈メニュー例〉

イチゴジュース、アボカドジュース、キウイジュースなど

⇩

【復食準備期】　月・火曜日

断食後は胃腸がデリケートになっています。おかゆ中心のお腹に優しいメニューに。

〈メニュー例〉

白かゆ、なめこかゆ、梅かゆ、卵かゆなど

⇩

【復食期】　水～金曜日

食べ過ぎないように、腹八分を心がけながら、食事の量を徐々に増やします。

〈メニュー例〉

豆腐ハンバーグ、アジの塩焼き、ほうれん草のグラタンなど

PART 3

「リフレッシュ」しながら毒をためない体をつくろう

血液やリンパの流れを促し、汗をたくさんかいて毒出し！
体のゆがみやリンパのつまりを解消させて
血行と代謝を促進！　毒素が出ていきやすい体質を目指そう！

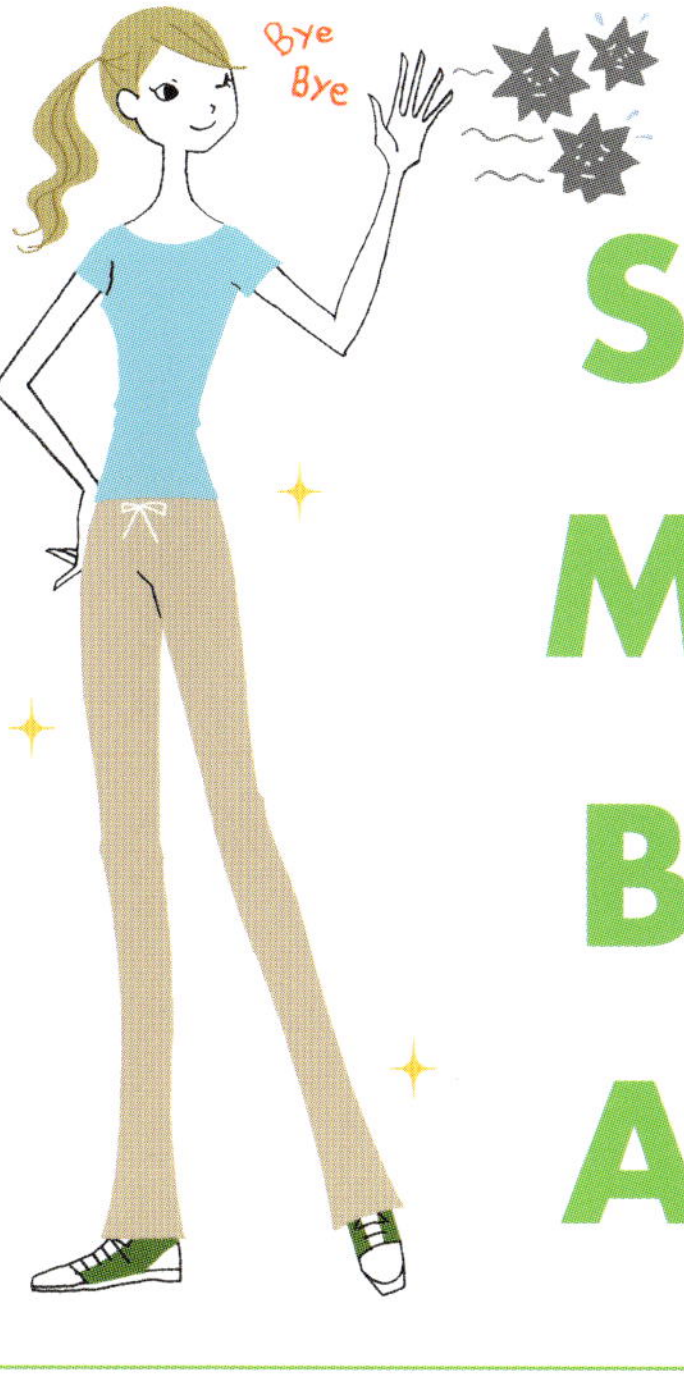

Stretch《ストレッチ》

Massage《マッサージ》

Bathing《入浴》

Aromatherapy《アロマテラピー》

Strech

体のゆがみはストレッチで解消！「ためない」体質を目指そう

体のゆがみは内臓の機能を低下させ、毒素を体外に排出しにくくさせます。ストレッチでゆがみを整え、毒のたまらない体になろう！

今すぐできる 体のゆがみCheckしよう

ゆがみCheck その1

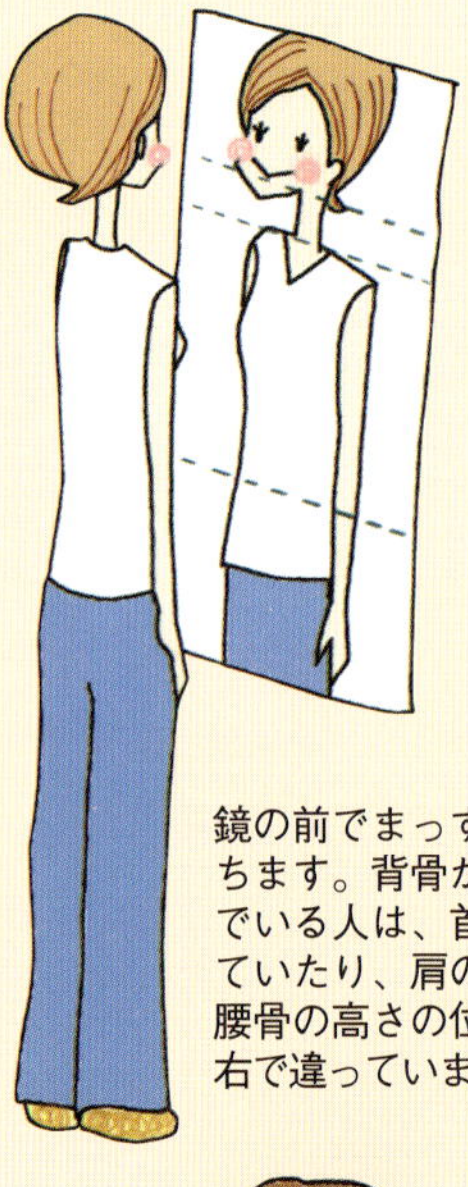

背骨Check

鏡の前でまっすぐに立ちます。背骨がゆがんでいる人は、首が傾いていたり、肩の高さや腰骨の高さの位置が左右で違っています。

ゆがみCheck その2

背骨Check

あお向けで横になります。背骨がゆがんでいると、左右の肩の後ろが床につきません。

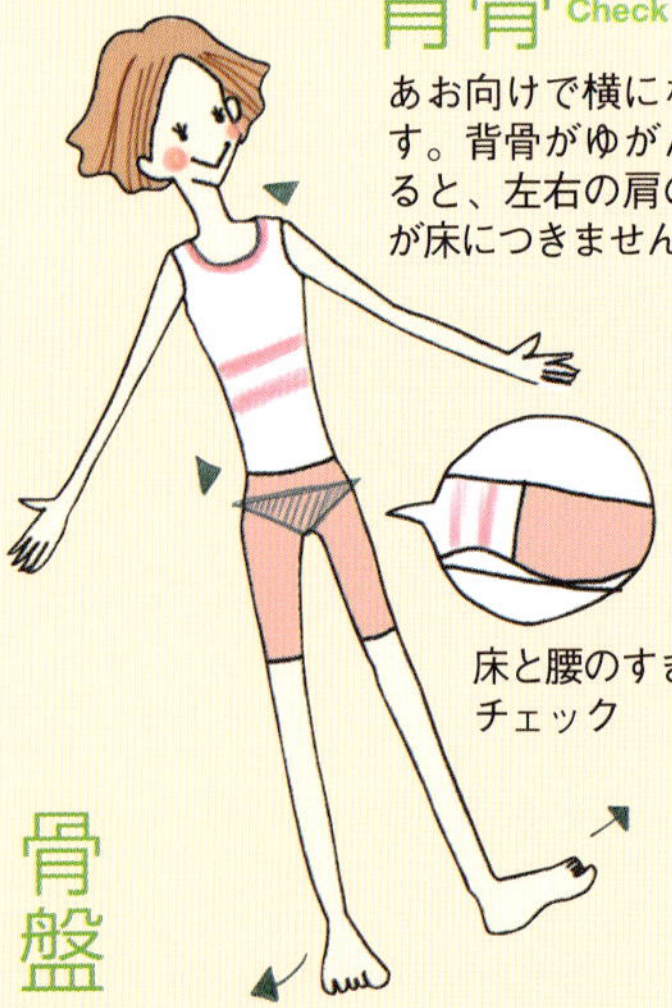

骨盤Check

骨盤と恥骨を結んだ三角形面が床と水平で、腰の後ろに適度なすき間がありますか？　すき間がない、開きすぎなのは骨盤がゆがんでいる証拠。

股関節Check

左右の足先の傾きが同じように外側へ開かない人は、股関節がゆがんでいます。

ゆがみCheck その3

股関節Check

床に座って足の裏を合わせます。股関節がゆがんでいる人は、左右のひざの高さが違います。また、ひざの高さは床から10〜15cmが理想。

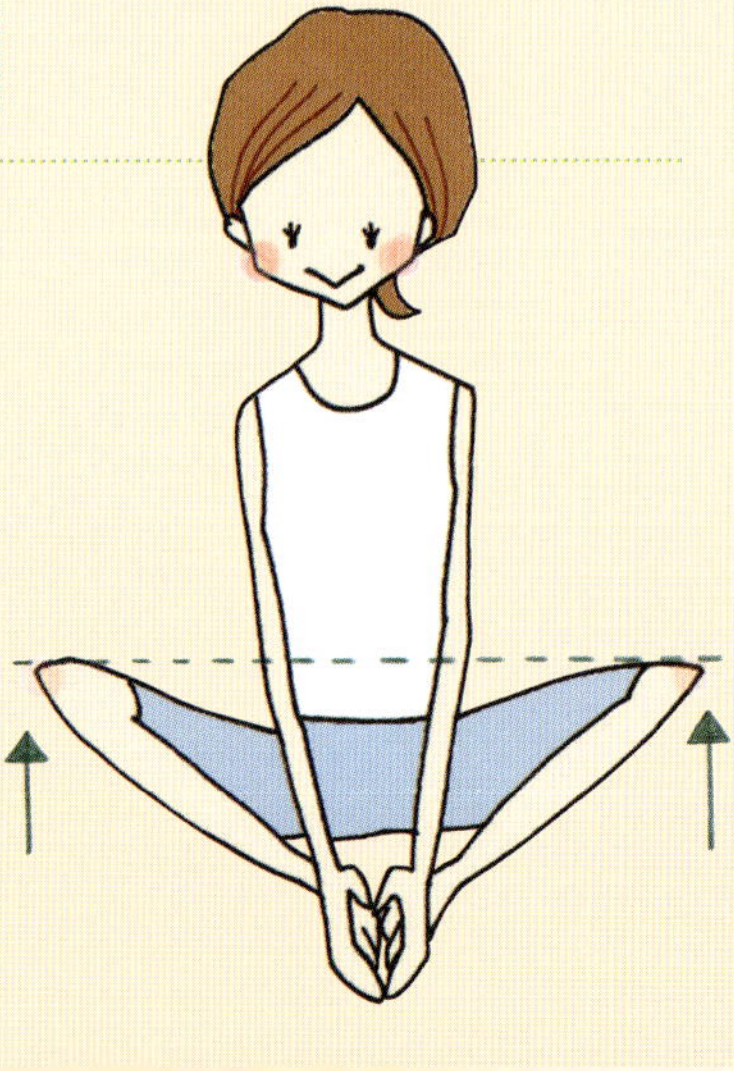

上半身＆腰に効く

背骨のゆがみをなおすストレッチ

効果　◇血流がよくなり、首・肩・腰のこりが解消
◇背中のラインが整って、美しい姿勢になる

*1 背中を丸めてゆっくり前屈

足を肩幅に開いてまっすぐに立つ。
→息を吐きながら頭の重さを利用して、頭・首・胸・背中・腰の順にゆっくりと背骨を１つずつ丸める。背骨全体が丸まったら、息を吸いながらゆっくり体を持ちあげる。

5～10回

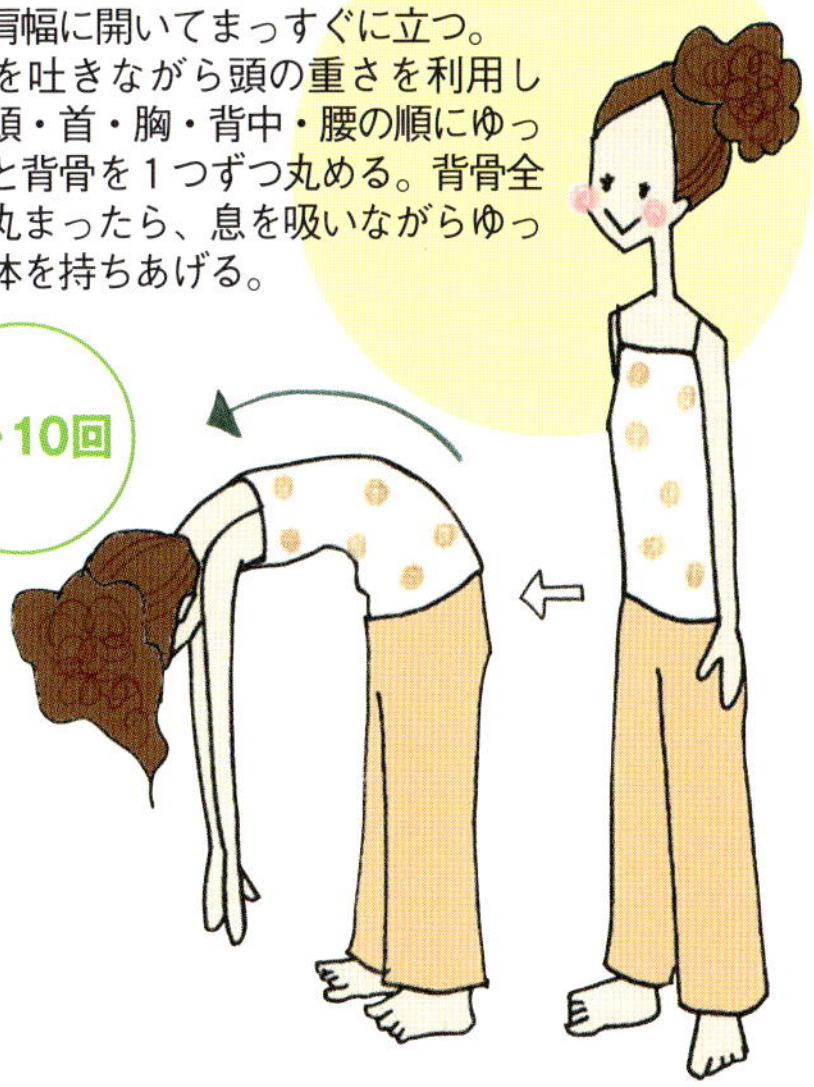

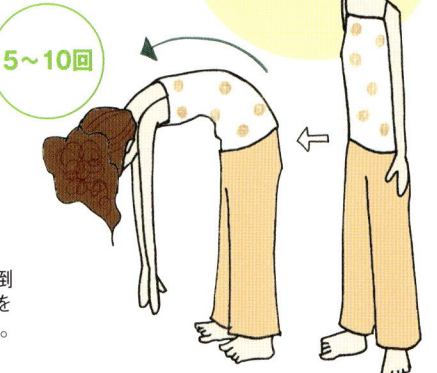

*2 ひじを引きあげてわきを伸ばす

足を肩幅に開いてまっすぐに立つ。
→息を吐きながら左のひじを引きあげて右に体を倒し、ろっ骨の間を広げるようなイメージで、わきを伸ばす。息を吸いながら元に戻す。反対側も同様に。

左右5～10回ずつ

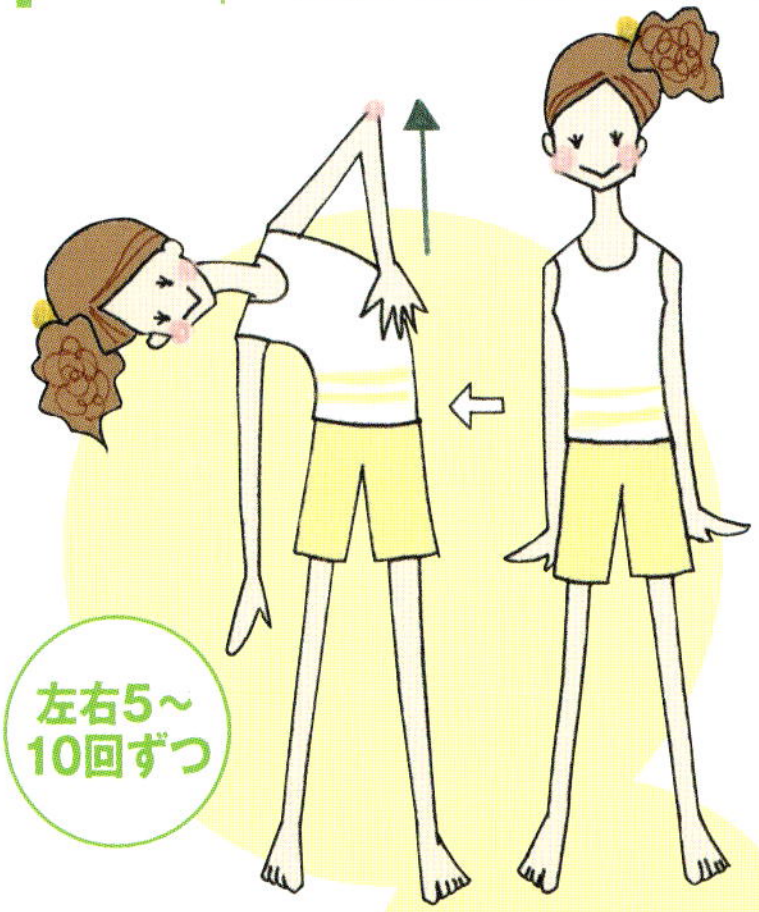

*3 下半身を固定して腕を開いていく

ひざを曲げて横になり、両手をそろえて前に伸ばす。
→息を吸いながらゆっくりと上の腕を広げる。下半身は動かさないように。
→続けて息を吐きながら胸を開き、天井を向く。反対側も同様に。

左右5～10回ずつ

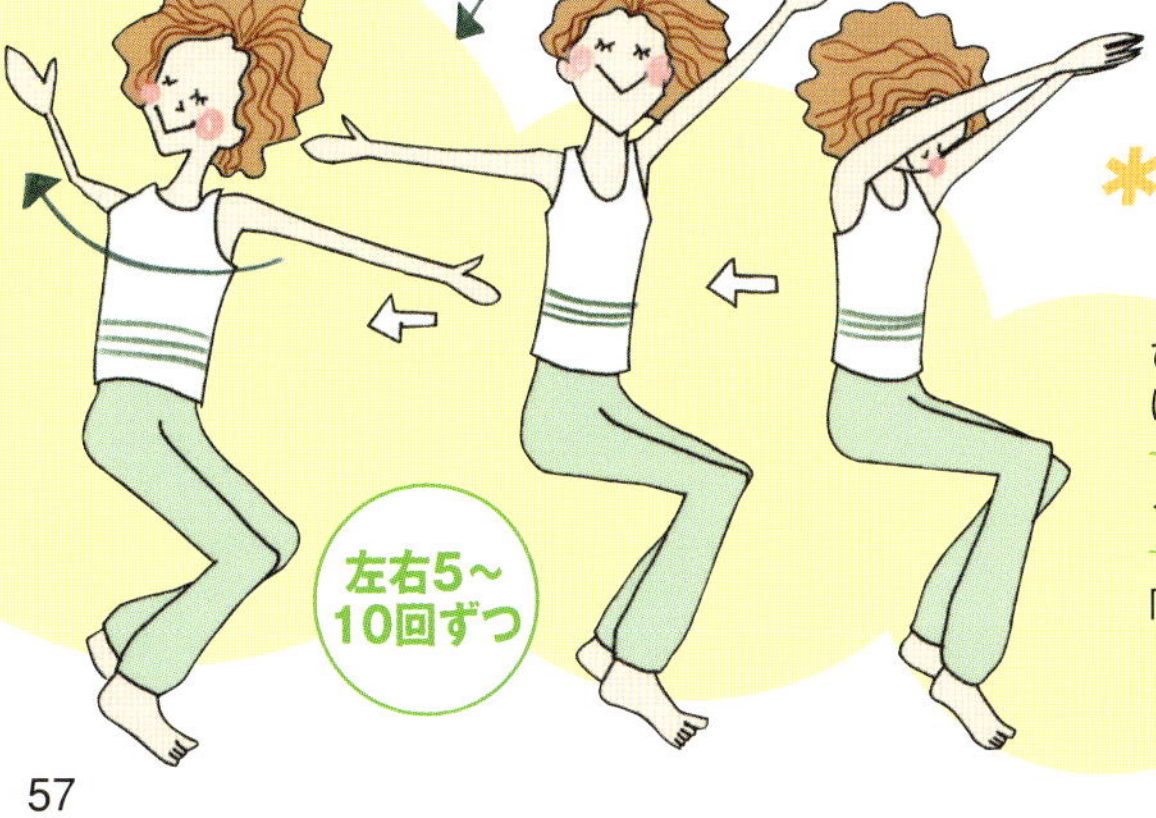

腰＆太ももに効く

骨盤のゆがみをなおすストレッチ

効果　◇老廃物の流れがよくなり、便秘も解消
◇腰痛、生理不順で悩んでいる人にオススメ

*1 腰で円を描くように回す

腰に手を当て、腰で大きく円を描くように回す。反対方向にも回す。

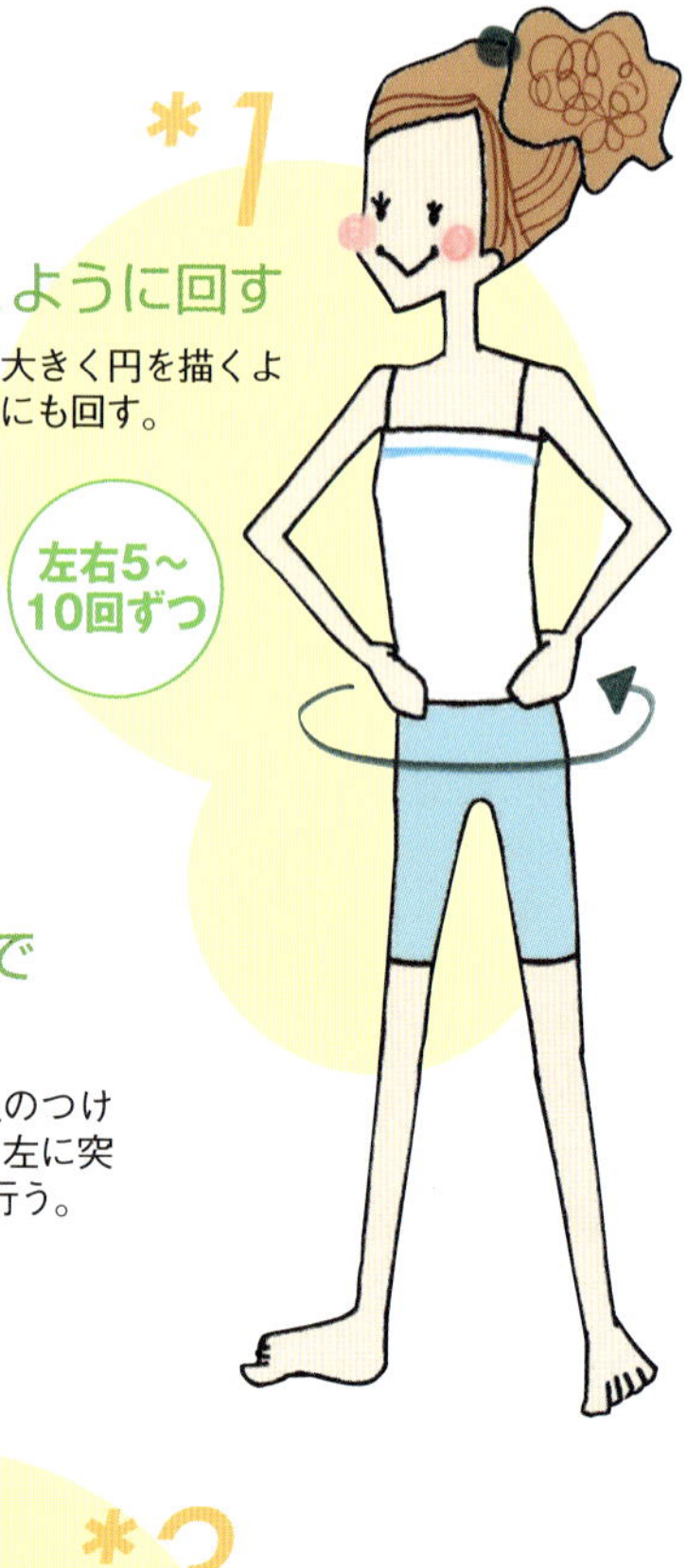

*2 腰骨を押しこんで腰を突き出す

腰に手を当て、右手で足のつけ根を押すようにして腰を左に突き出す。反対側も同様に行う。

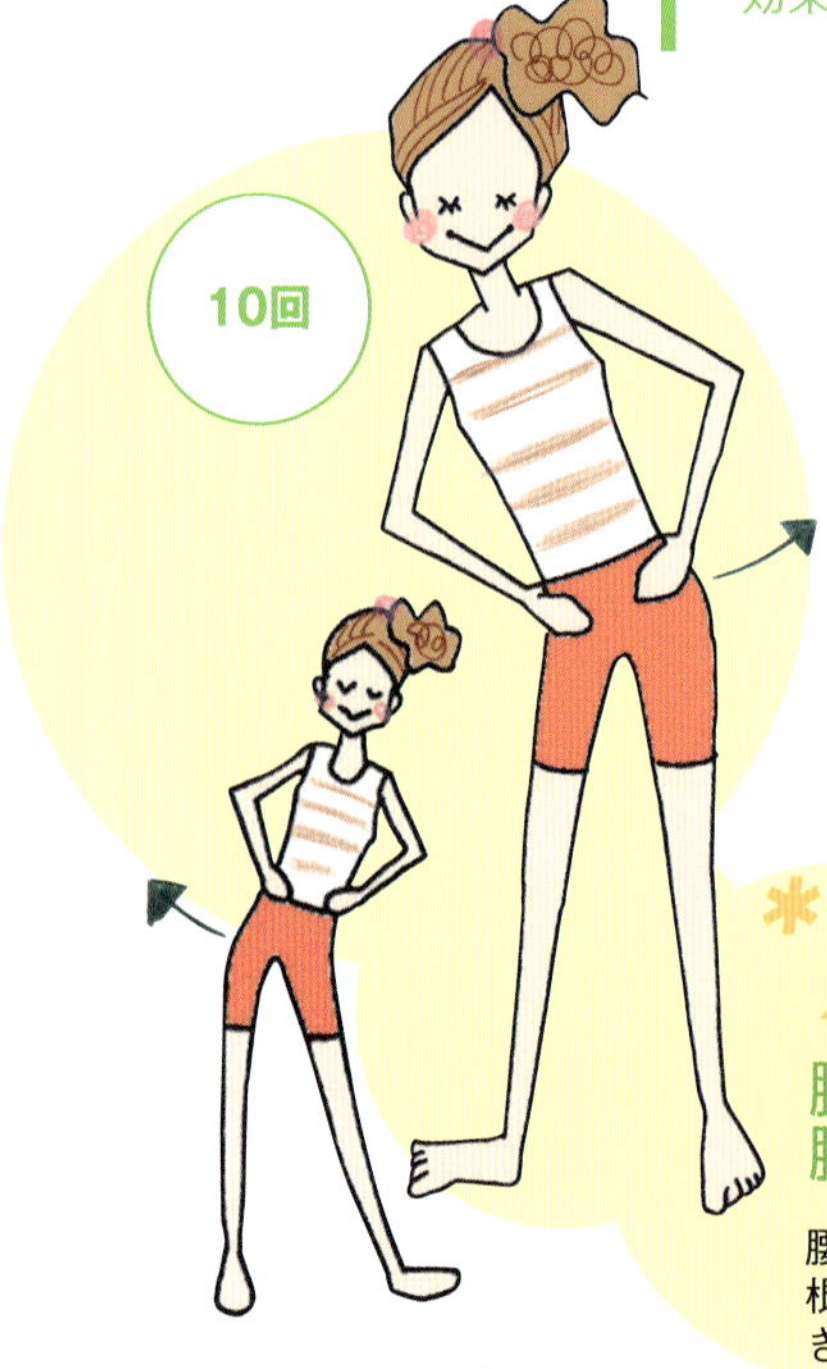

*3 足を広げて骨盤を左右にゆらす

足を横に広げて腰を落とす。→腰骨を持ちあげるイメージで、左右に骨盤をゆらす。

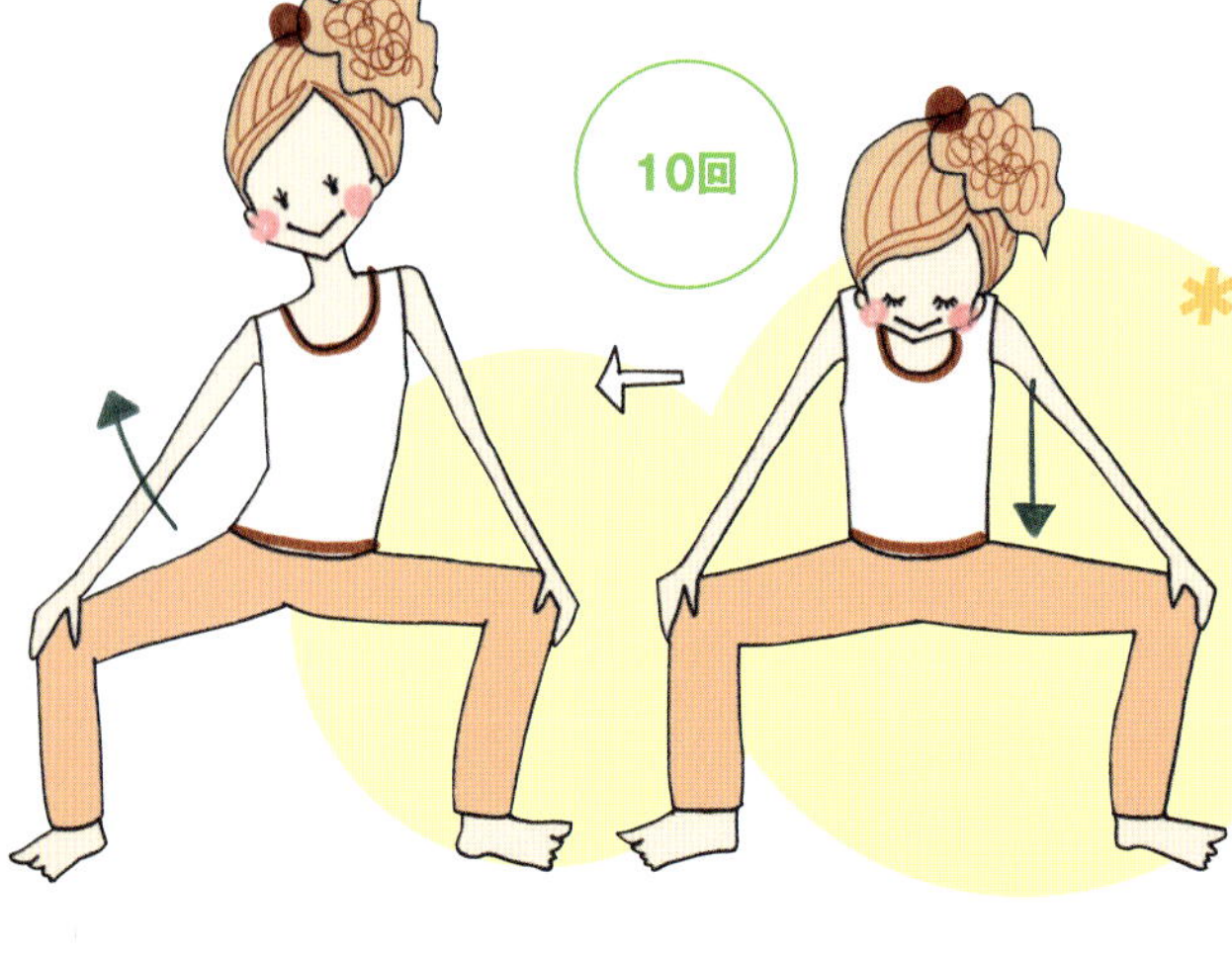

脚全体&
腰に効く

股関節《こかんせつ》のゆがみをなおすストレッチ

効果
◇O脚、X脚が改善されて美脚になる
◇太もものぜい肉がスッキリ引きしまる

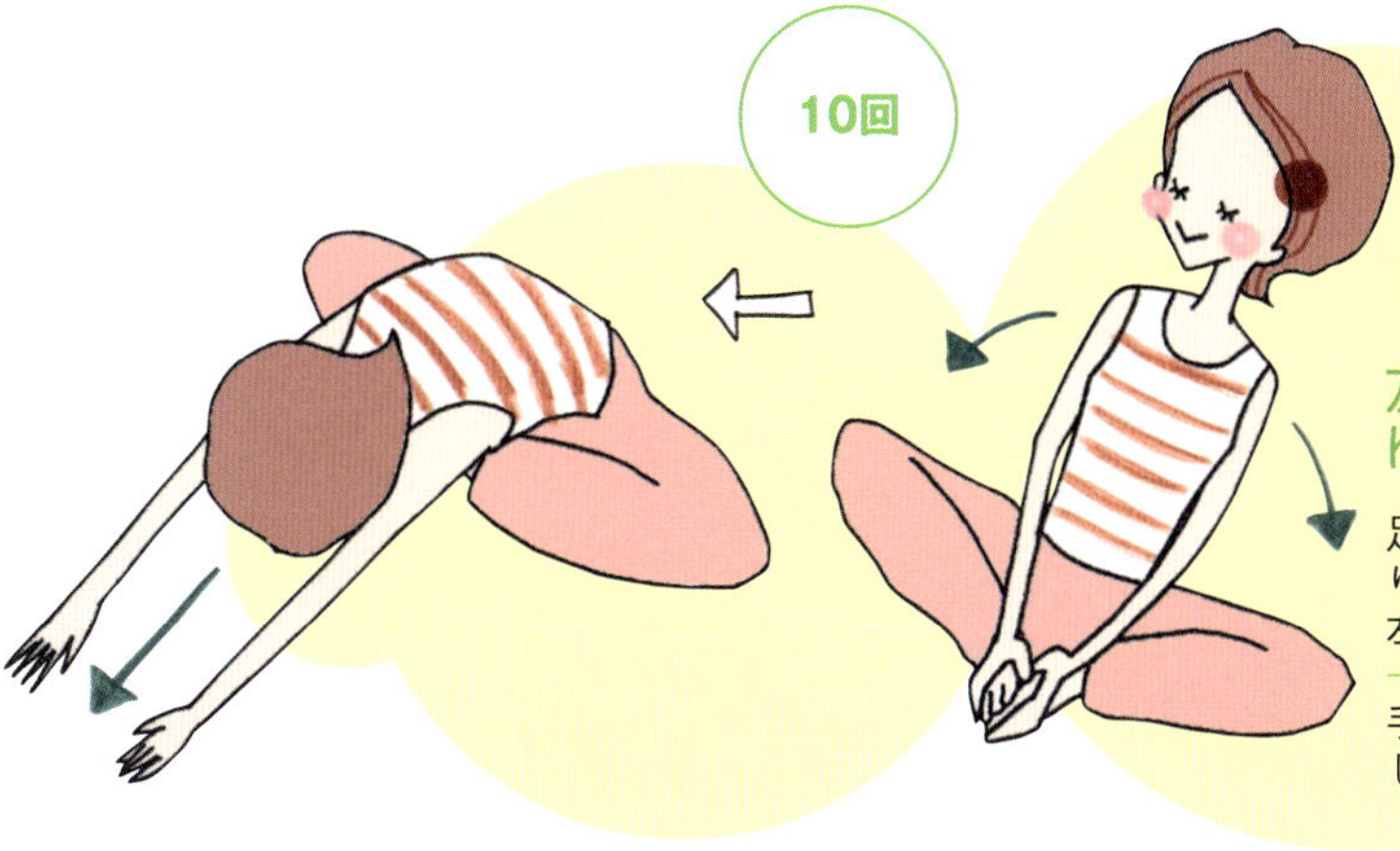

*1 左右にゆれた後、ゆっくりと前屈

足の裏を合わせて床に座り、お尻を軸にして体を左右に10回ゆらす。
→続けて息を吐きながら手を伸ばして体を前に倒していく。

*2 あお向けになり、足を内側と外側に開いて倒す

あお向けになって足を肩幅より大きく開いて膝を立てる。
→息を吐きながら足を内側と外側に開くように右へ倒す。上半身は動かさないように。
→続けて同じように左へ足を倒す。

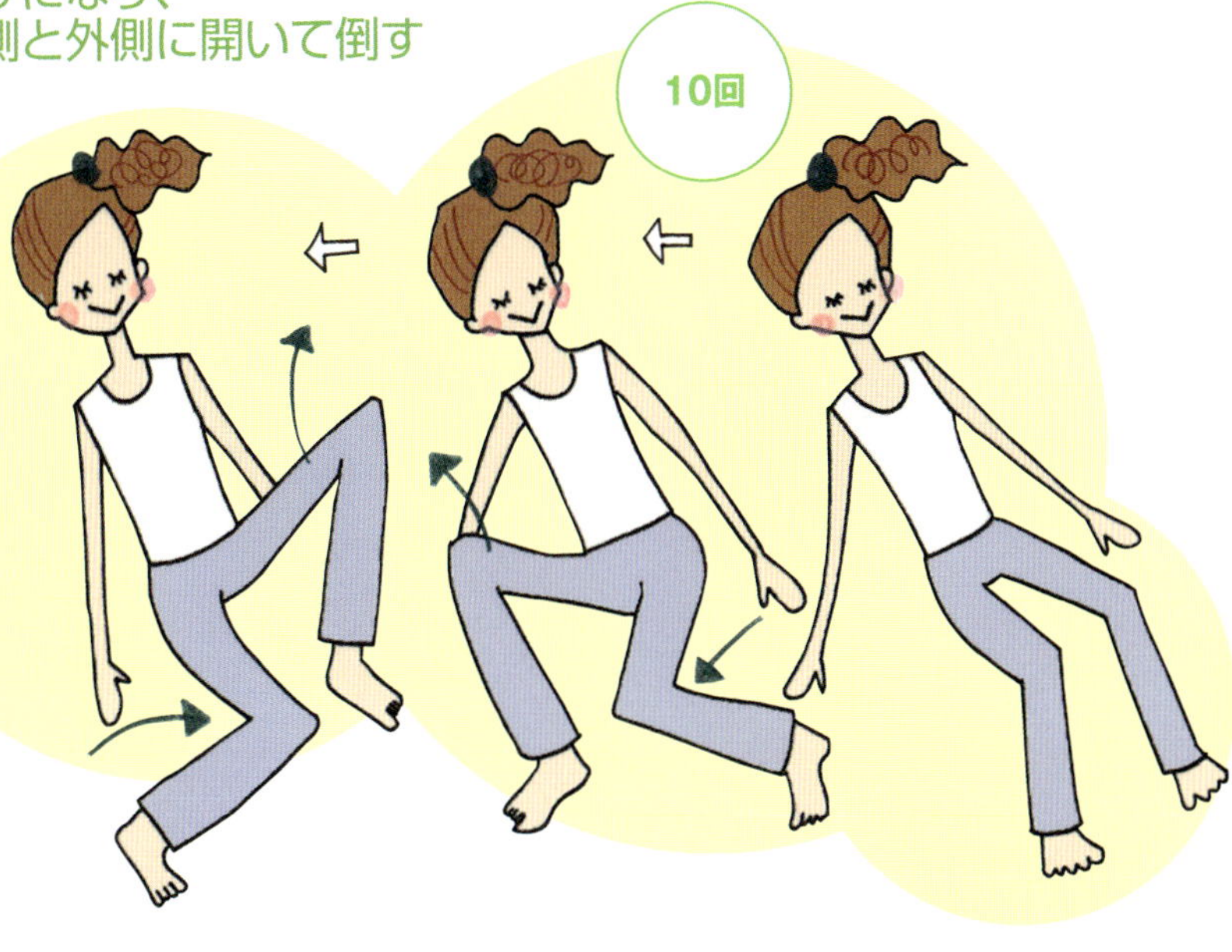

Massage

体内の老廃物と余分な水分をリンパマッサージで追い出そう

体内の老廃物を体外に排出する働きのあるリンパ液。マッサージでリンパ液の流れを活性化させて、体内にたまっている毒素を流し出そう。

効率よく毒を追い出す

リンパマッサージの2つの約束事

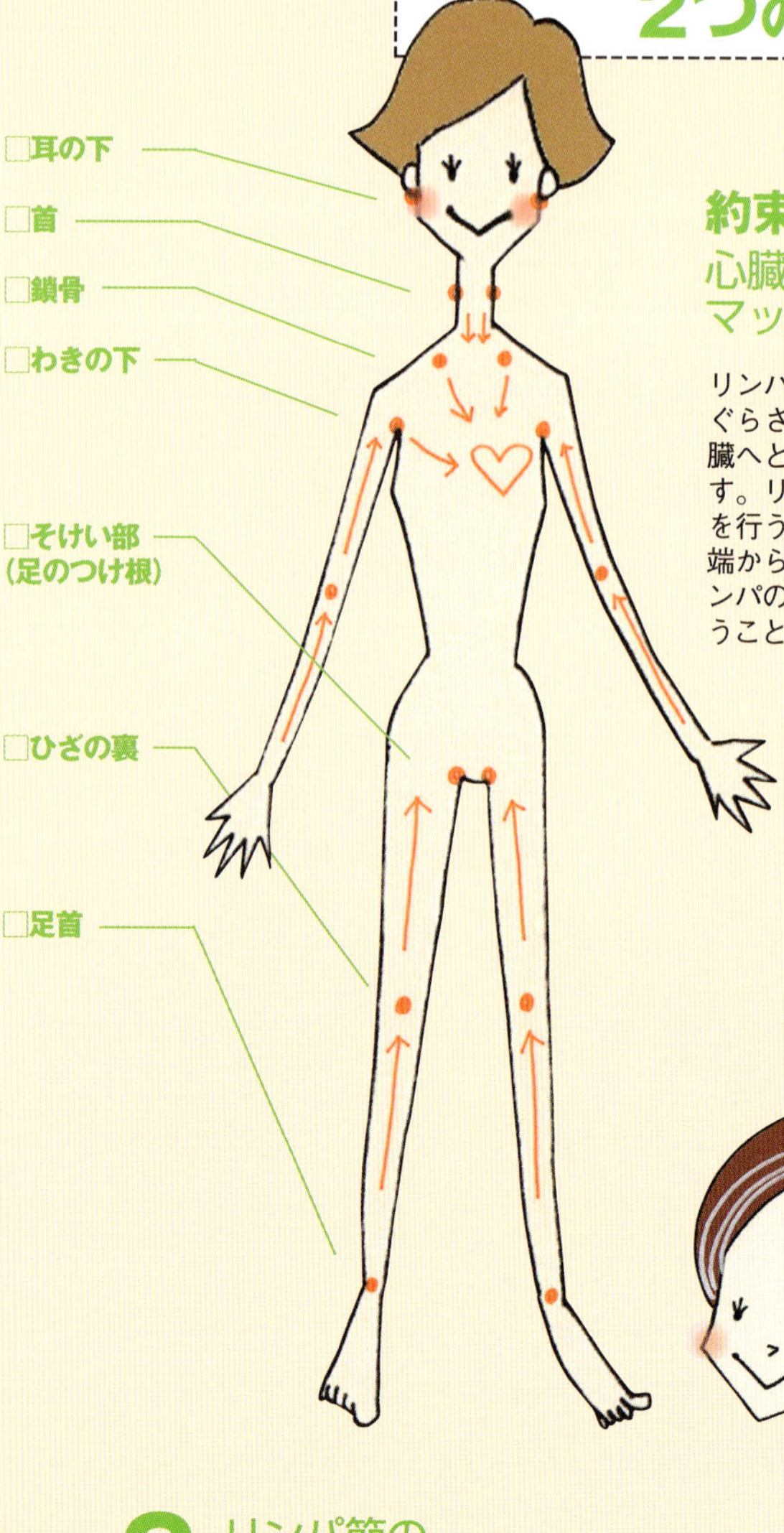

約束事 1 心臓に向かってマッサージをする

リンパは体中に張りめぐらされ、最終的に心臓へと流れこんでいます。リンパマッサージを行うときは、体の先端から中心へ向かうリンパの流れにそって行うことが大切です。

約束事 2 リンパ節のつまりをとる

リンパ節は耳の下、首、鎖骨、わきの下、そけい部（足のつけ根）、ひざ裏、足首にあり、ここを刺激することでリンパの流れが活性化されます。マッサージ効果をアップさせるには、左の鎖骨からスタートさせましょう。

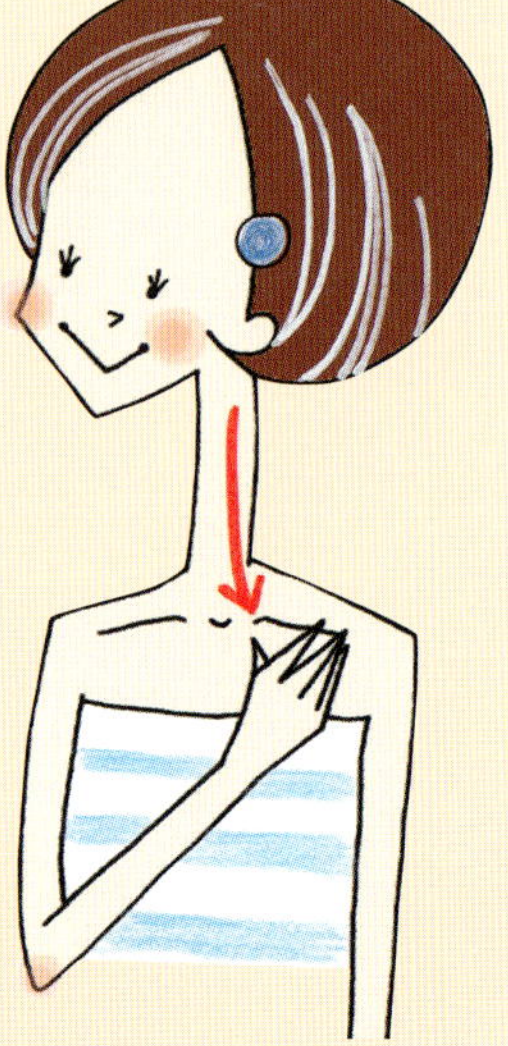

頭部のリンパマッサージ

くすみ肌、くま、
ニキビ、頭痛に効く

各10回
ずつ

効果
◇自律神経のバランスが整い、頭痛や不眠を解消
◇美肌＆スッキリ小顔美人になる

*1 頭頂部に指を立て後頭部に向かってマッサージ

両手で頭頂部の頭皮をつかみ、軽く圧迫しながら後頭部までマッサージ。

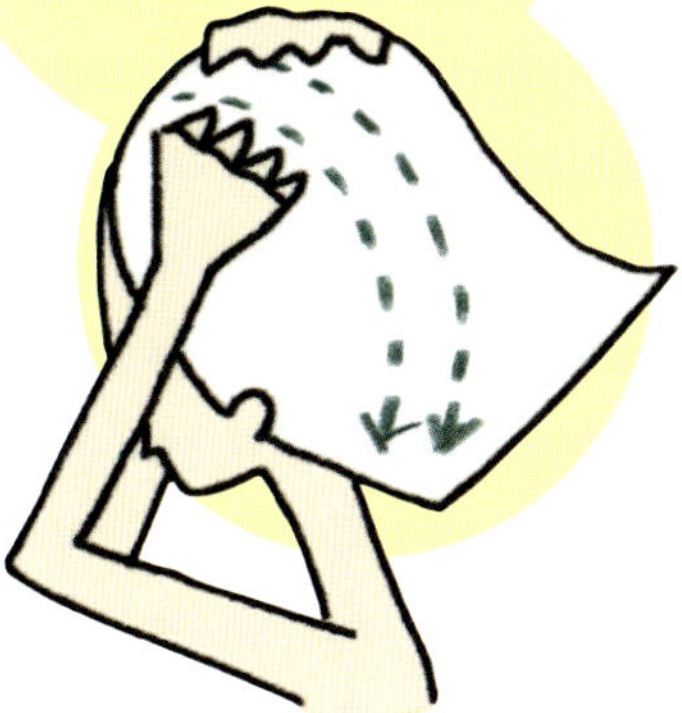

*2 両手を丸めてらせん状に頭をマッサージ

両手を丸め、頭の上から首元まで円を描くようにマッサージ。

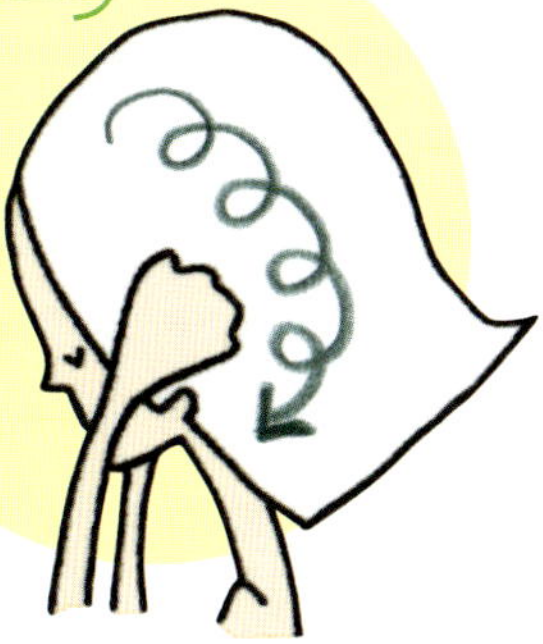

*3 額の生え際から指を入れて流すようにマッサージ

両手の指を額の生え際から入れ、髪をとかすように首元まで流してマッサージ。少しずつ位置をずらして行う。

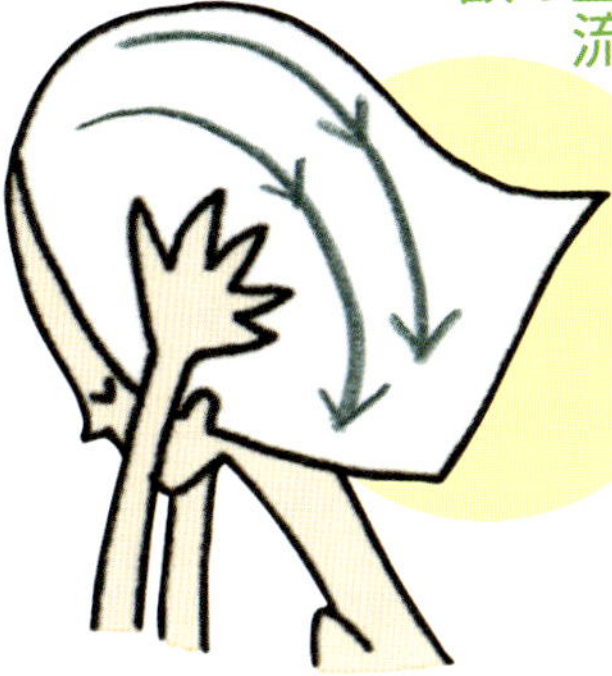

*4 耳のまわりを指先でらせん状にマッサージ

耳の前側からこめかみにかけて円を描くようにマッサージ。こめかみから耳たぶの後ろ側も同様に行う。

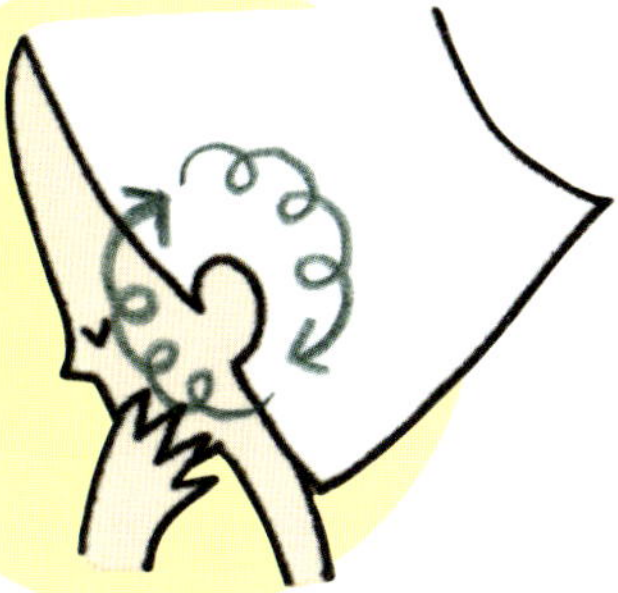

二の腕のたるみ、
背中のニキビ、
腹部のむくみに効く

上半身のリンパマッサージ

効果
◇便秘やむくみが解消されてやせ体質になる
◇内臓機能がアップして、顔色がよくなる

*1 首のつけ根から前側へ手のひらでさする

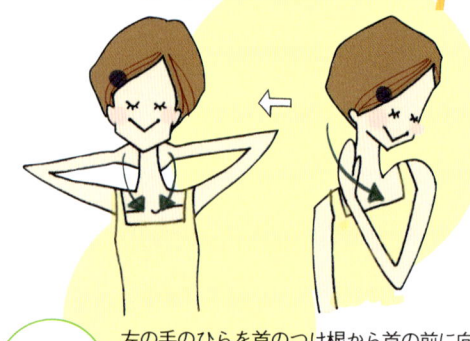

各10回ずつ

左の手のひらを首のつけ根から首の前に向かって、ゆっくりとさする。反対側も同様に。
→首の後ろで両手を組む。少しずつ手をほどきながら鎖骨に向かってさすりおろす。

*2 手首からわきの下へ腕をさすりあげる

右手で左の手首を軽くにぎる。手首からわきの下に向かい、腕の内側をさすりあげる。
→腕の外側も手首からさすりあげる。反対側も同様に。

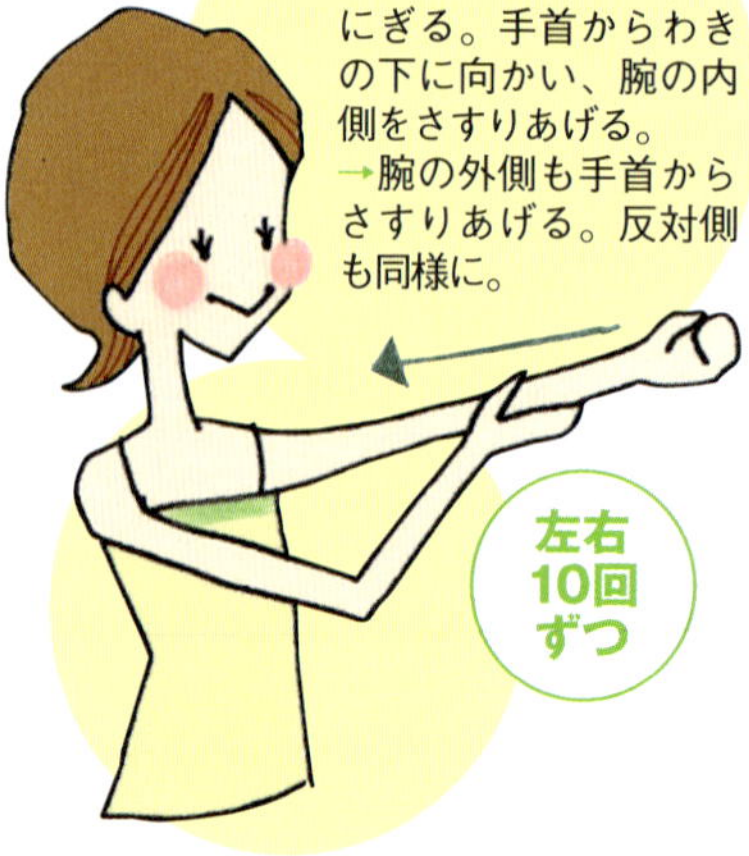

左右10回ずつ

*3 手のつけ根でバストの上下をマッサージ

左右10回ずつ

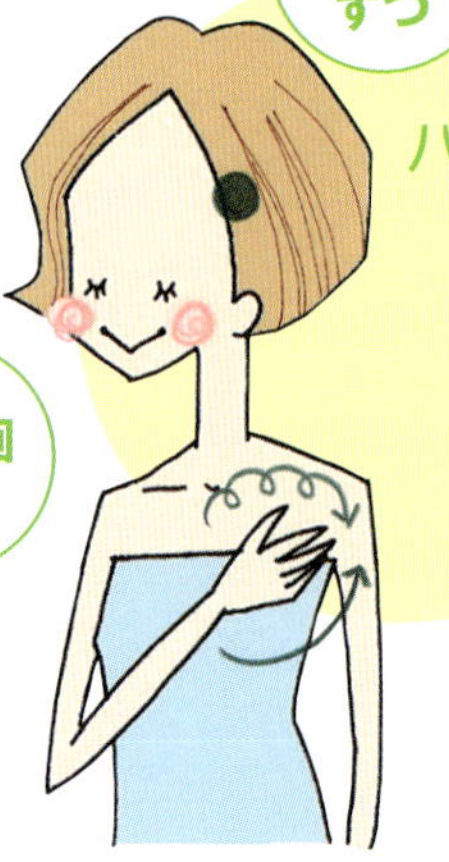

手のつけ根で胸の中央からわきの下に向かってさする。
→鎖骨の下からわきに向かってらせんを描くようにマッサージ。反対側も同様に。

*4 お腹に手のひらを密着させてゆっくりさする

右の手のひらをお腹にあてる。おへそを中心に左回りの円を描くようになでる。
→両手をろっ骨の下にあてる。ろっ骨にそって両手をウエストへ移動。続けて足のつけ根へ流す。
→両の手のひらでみぞおちから足のつけ根へなでおろす。

各10回ずつ

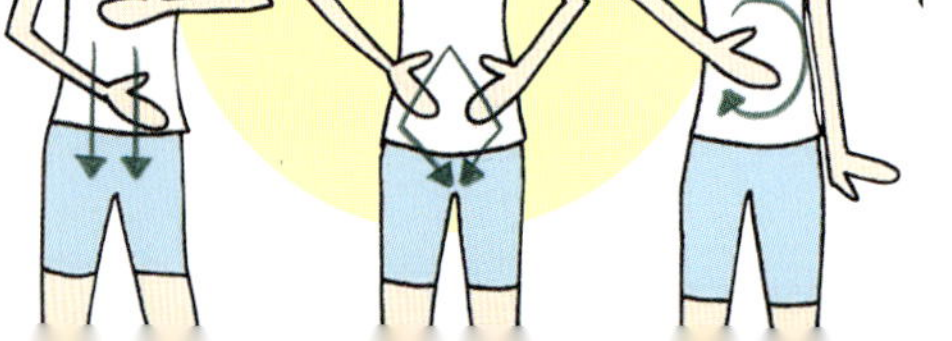

太もものたるみ、
足のむくみ、
生理痛に効く

下半身のリンパマッサージ

効果	◇下半身のセルライトが減少して美脚になる ◇代謝がよくなり、疲れにくい体になる

*1 両手で足のつけ根周辺をらせん状にマッサージ

両手のひらを足のつけ根にあてる。腰骨に向かって、円を描くようにマッサージする。

5回

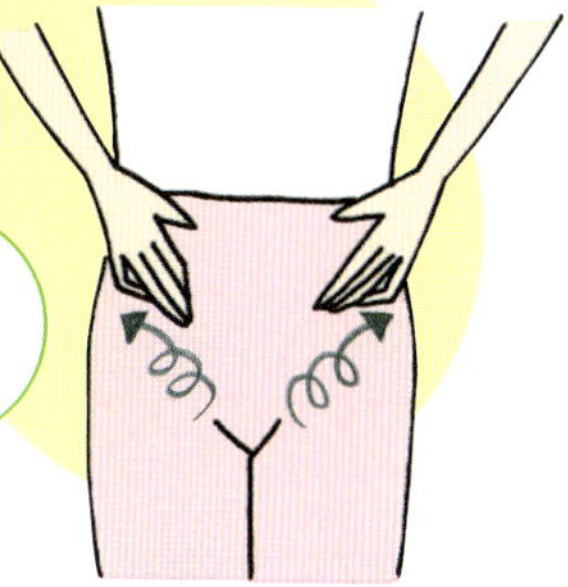

*2 足の裏、甲を両手を使ってマッサージ

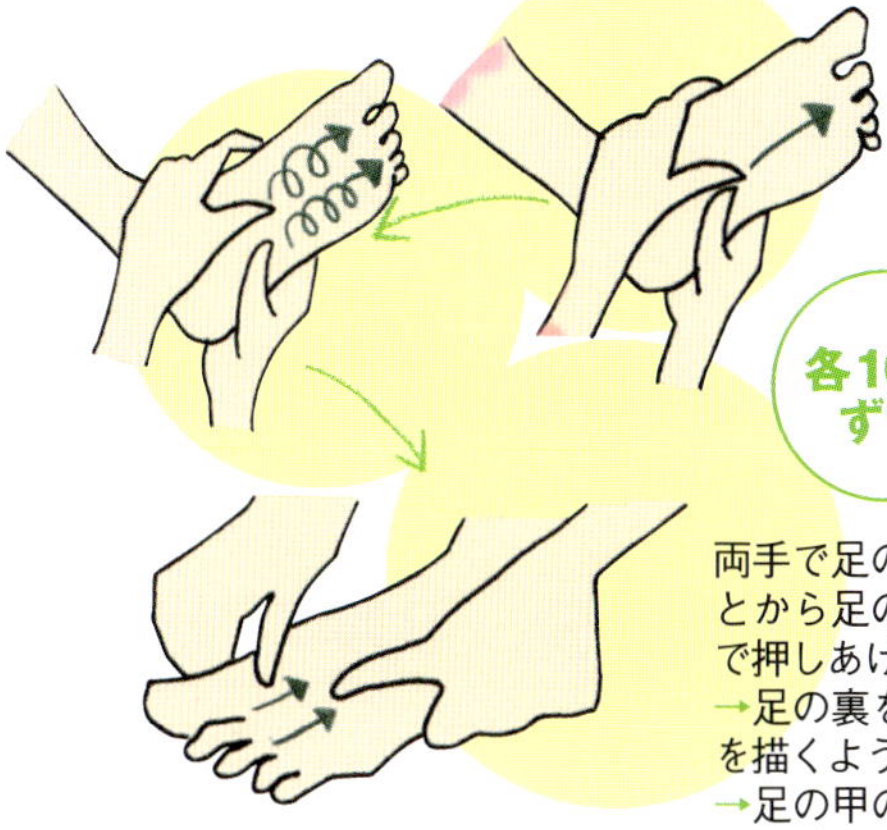

各10回ずつ

両手で足の裏をつかむ。かかとから足の指に向かって指先で押しあげる。
→足の裏を両手の親指で半円を描くようにマッサージ。
→足の甲の指と指の間のみぞを両手の親指でなぞる。

*3 足首からひざ、足のつけ根の順にさすりあげる

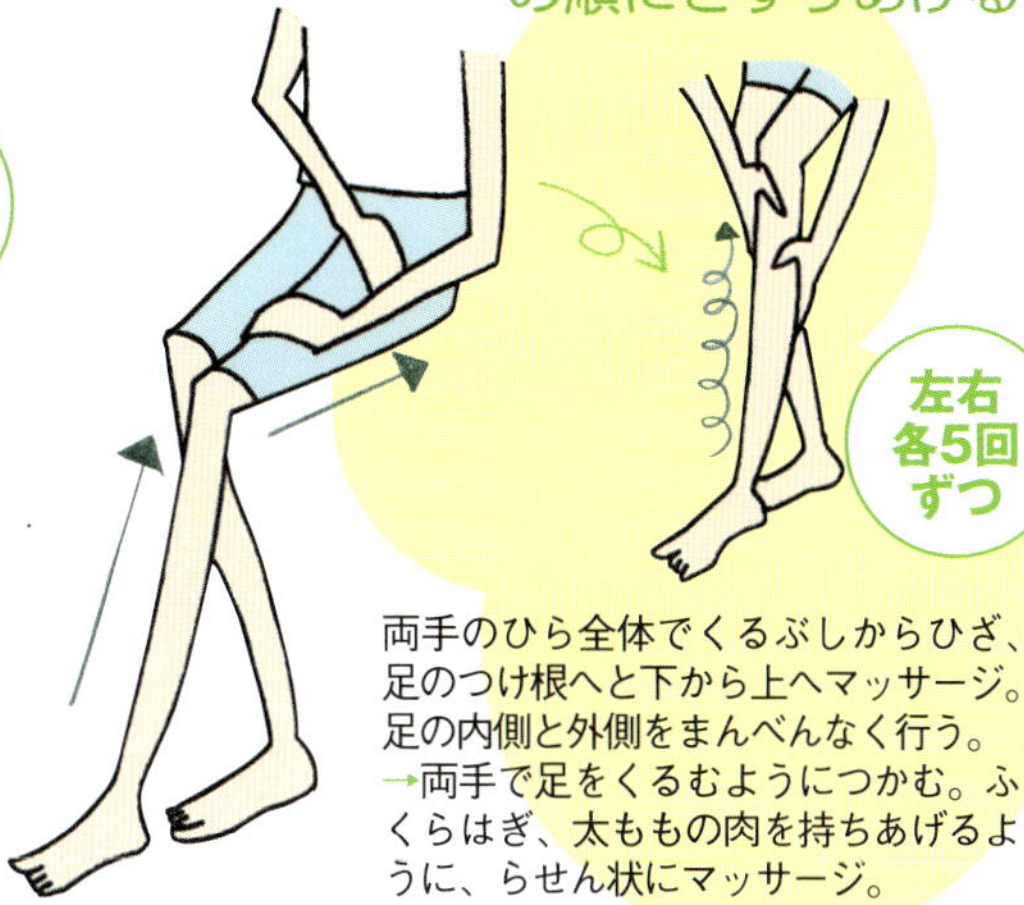

左右各5回ずつ

両手のひら全体でくるぶしからひざ、足のつけ根へと下から上へマッサージ。足の内側と外側をまんべんなく行う。
→両手で足をくるむようにつかむ。ふくらはぎ、太ももの肉を持ちあげるように、らせん状にマッサージ。

*4 両手のひらを使ってヒップをマッサージ

両手を腰にあて、ヒップラインの丸みにそって円を描くようにマッサージ。
→腰の位置からヒップの下に向かってさすりおろす。

各10回ずつ

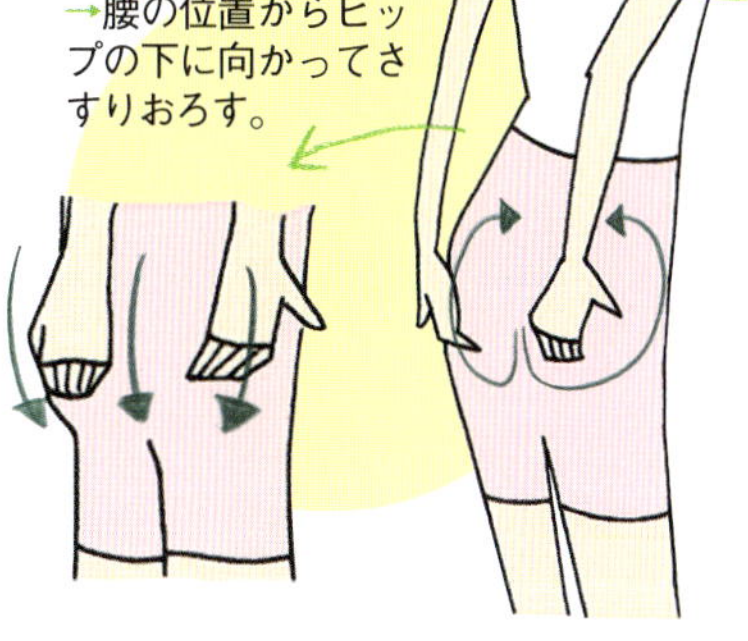

detox column

その3 呼吸法編

**呼吸するだけでも毒が出る！
いつもよりも深く息を吸って、
吐いてみよう。**

ゆっくり息を吐いて リラックス毒出し

実は吐く息も老廃物のひとつ！
意識してゆっくりと深く呼吸すれば、体の代謝と
免疫力が高まってデトックス力もアップします。

いつでもどこでもできちゃう

毒出し呼吸法

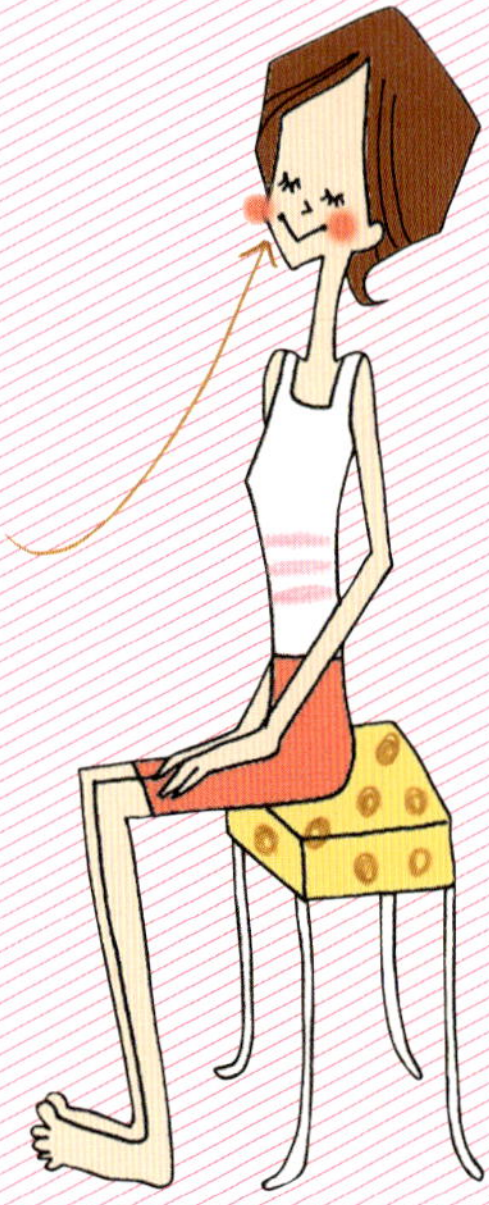

1 鼻から息を吸う

息を吐ききって止めたら、鼻からゆっくりと息を吸いこみ、首や肩を中心に力を入れます。

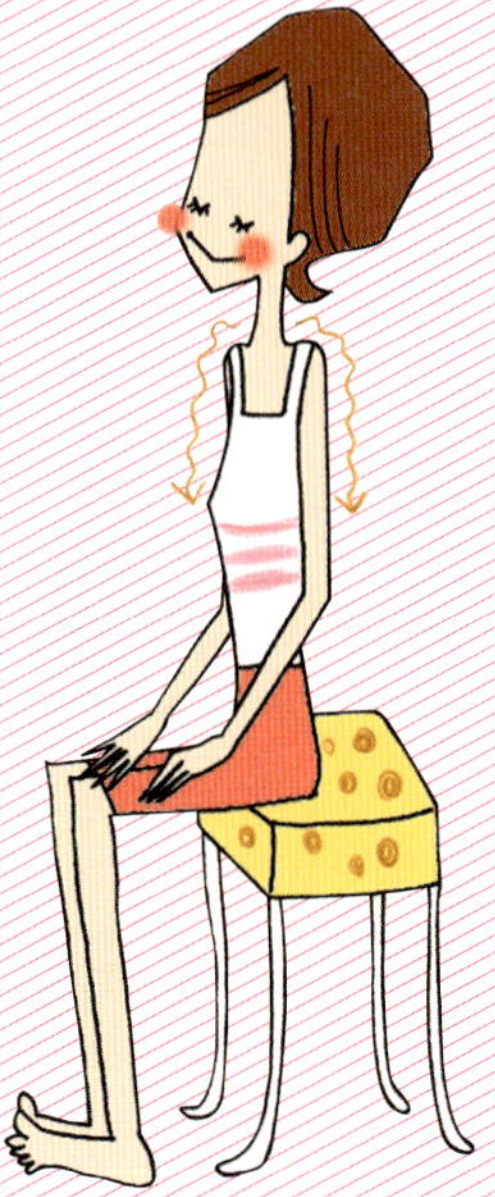

2 軽く息を止める

いったん息を止めます。そこから首→肩の順で少しずつ力をゆるめていきます。

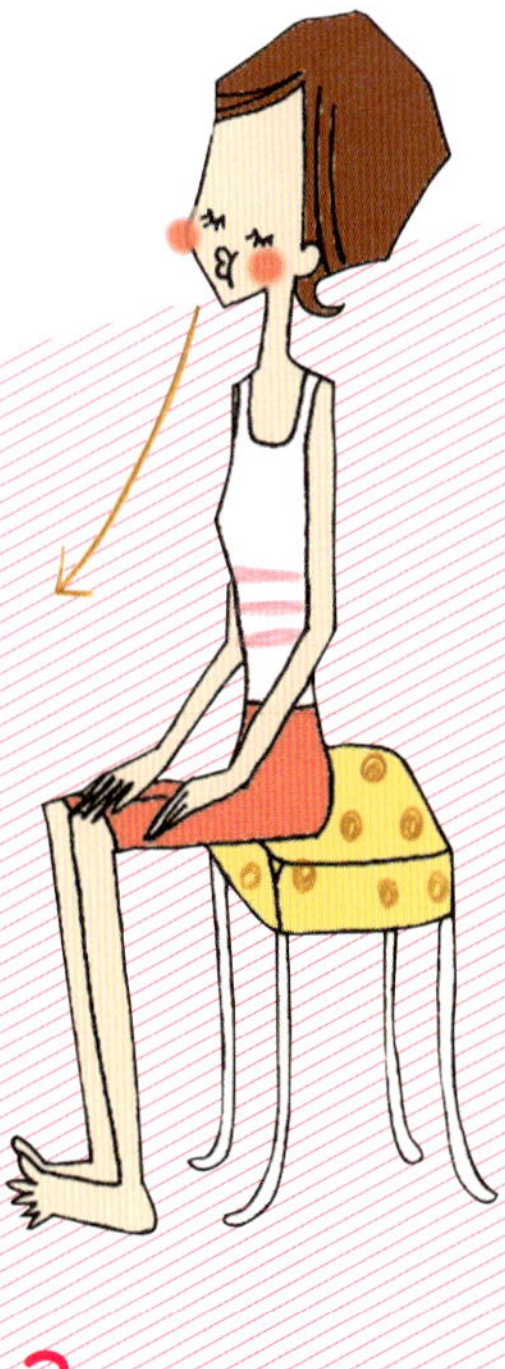

3 口から息を吐く

体内の毒を出すイメージで、口をすぼめて長く息を吐きます。息を最後まで吐ききります。

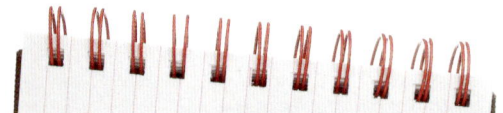

Bathing

バスタイムはデトックスに最適 いい汗をかいて毒を流そう

毒素を排出するのに欠かせないのは、「じんわりとした汗」をかくこと！半身浴でたっぷりじっくり汗をかいて、体内の毒を洗い流そう。

お風呂に入るだけで うれしいデトックス効果が満載です

血行がよくなり、血液サラサラ

入浴はリラックス状態をもたらし、副交感神経の働きが活発化。そのため、血管が拡張されて血行がよくなり、老廃物の排出を促進します。よって、血液もサラサラに。

皮脂腺から汗が出る

入浴時は皮脂腺からねばり気のある汗が出ます。この汗には体内に蓄積された有害ミネラルが含まれているので、たくさん汗をかくことでどんどん毒素が排出されるのです。

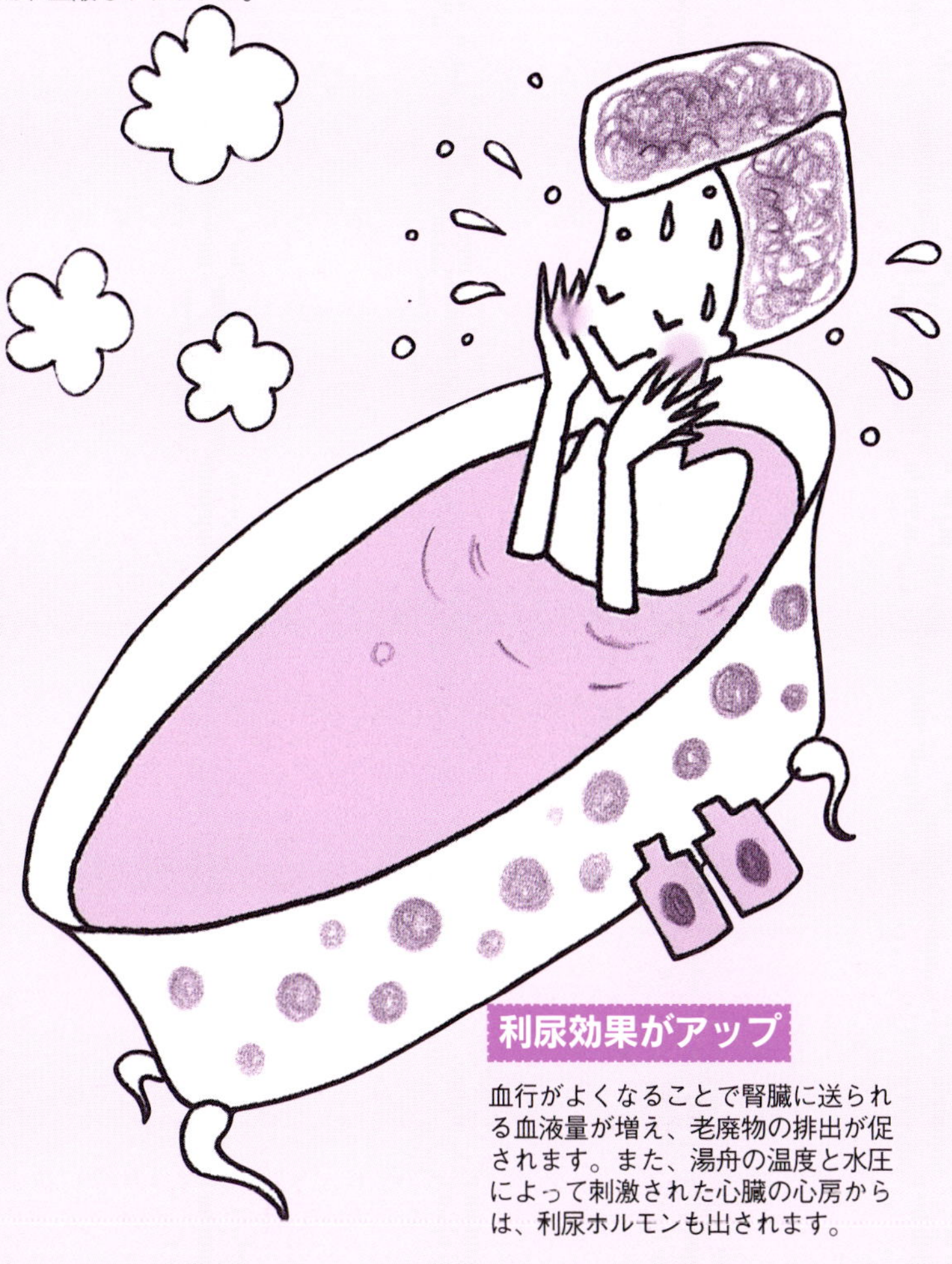

利尿効果がアップ

血行がよくなることで腎臓に送られる血液量が増え、老廃物の排出が促されます。また、湯舟の温度と水圧によって刺激された心臓の心房からは、利尿ホルモンも出されます。

毒出し美人になる

入浴のススメ

湯舟につかるだけで毒出しできてしまう、入浴デトックス。
効率よく毒を出すポイントをしっかり押さえて、
体の内側から美人に変身。

ポイントはじっくりゆっくり汗をかくこと

✱ 毒出しに最も適した入浴スタイルは**半身浴**

入浴前はいい汗をかく準備をしよう

✱ 適度な**水分補給**をする

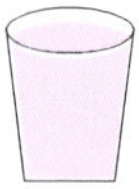

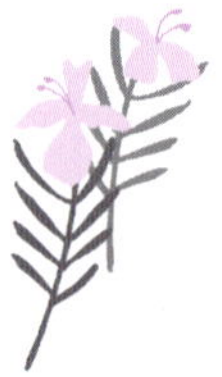

✱ 発汗作用を高める**ハーブ**や**香辛料**をとる

✱ **シャワーマッサージ**でリンパを刺激する

湯舟の中でもっともっと代謝アップ

✱ **入浴剤**で保温効果を高めて、汗をかきやすくする

✱ お風呂の中でも**リンパマッサージ**

✱ かんたん**部分浴**で血行を高める

こんな入浴は毒出しできない!!

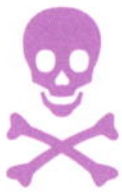

42度以上は×。首までつかる全身浴も毒は出ない

42度以上の熱いお湯は体を緊張させ、血管を収縮させます。そのため、体内の老廃物が排出されにくい状態に。また、首までつかる全身浴は水圧で胸やお腹を圧迫。体に負担がかかる分、発汗を促す長時間の入浴には向きません。

毒出し美人になる
入浴のススメ

まずは基本の入浴スタイル「半身浴」をマスター

毒を出すのにもっとも適しているのが「半身浴」。内臓に負担をかけずに長時間の入浴ができるので、有害ミネラルを排出してくれる皮脂腺からの汗をたっぷり出すことができます。半身浴のポイントをしっかり覚えて、上手に毒を出しましょう。

上手に汗をかく

半身浴のポイント

- お湯の温度は**39度**前後
- 水面の高さは**おへその下**
- **20分間**、湯舟につかる

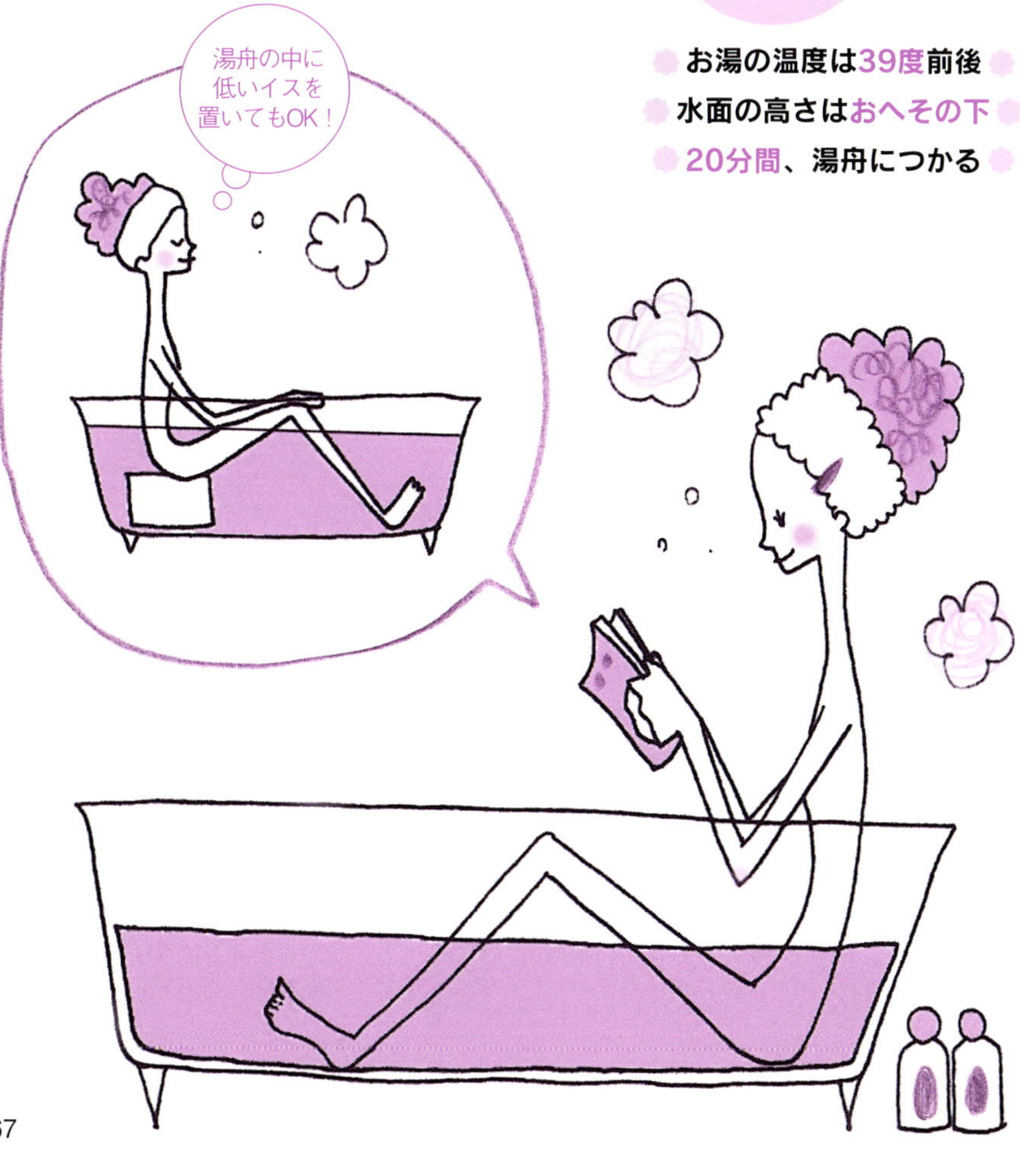

入浴前のひと手間！
たっぷりと汗かく
準備をしよう

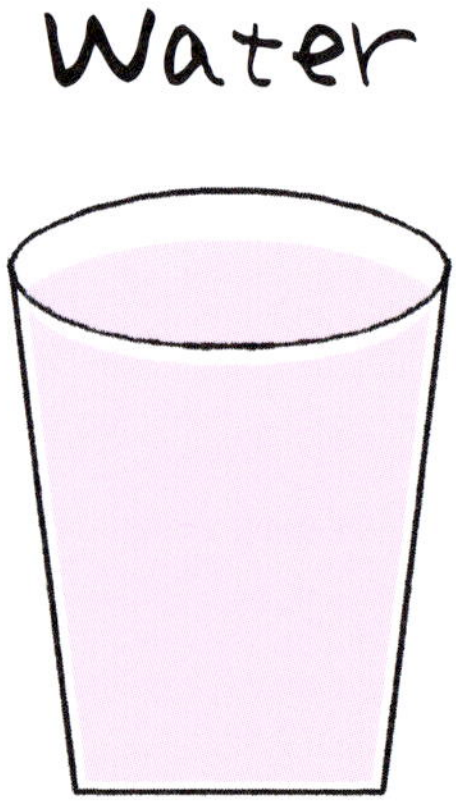

Step1 水分をとる

入浴前の１杯で発汗力が
ぐっとあがる！

入浴中の発汗を促すには、水分補給が重要。水分不足の状態で汗をかくと、血液中の水分がネバネバになって老廃物の排出が妨げられてしまい、毒出しが逆効果になってしまうのです。湯舟につかる前にコップ１杯の水を飲む。これだけで新陳代謝がぐっとよくなり、毒素も出やすくなります。

Step2 ハーブ、香辛料を摂取

毎日の食事にとり入れて
新陳代謝を高めよう

カモミールやローズマリーなどのハーブティーは体を温めてくれます。また、唐辛子、しょうが、にんにくなどの香辛料も新陳代謝をアップしてくれる食材。毎日の食事で意識的に摂取すれば、ふだんから汗をかきやすい体質になります。入浴前に食べれば、発汗効果も倍増です。

Step3

シャワーマッサージをする

*1

鎖骨からスタート

リンパ管と静脈の交わっている左の鎖骨にシャワーの温水をあてる。ここを刺激することで、リンパの循環がよくなる。

*2

体の先から中心へ

鎖骨の後は、体の末端から心臓部に向かって温水をあてていくのがポイント。

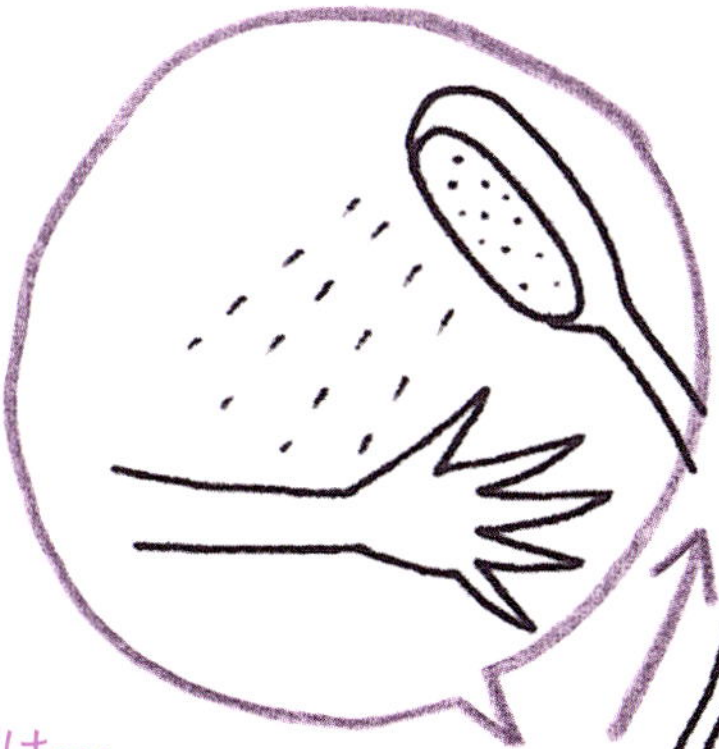

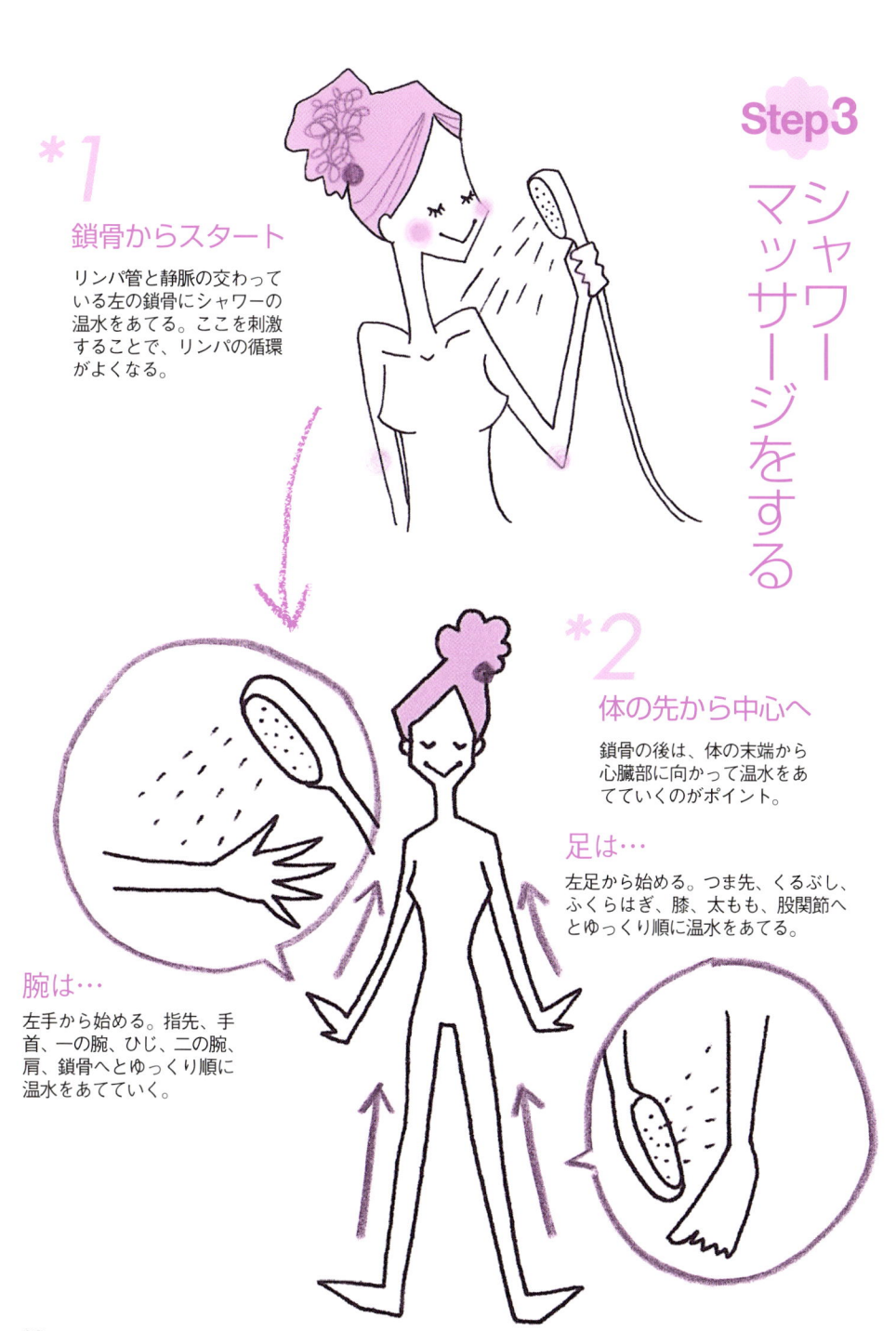

足は…

左足から始める。つま先、くるぶし、ふくらはぎ、膝、太もも、股関節へとゆっくり順に温水をあてる。

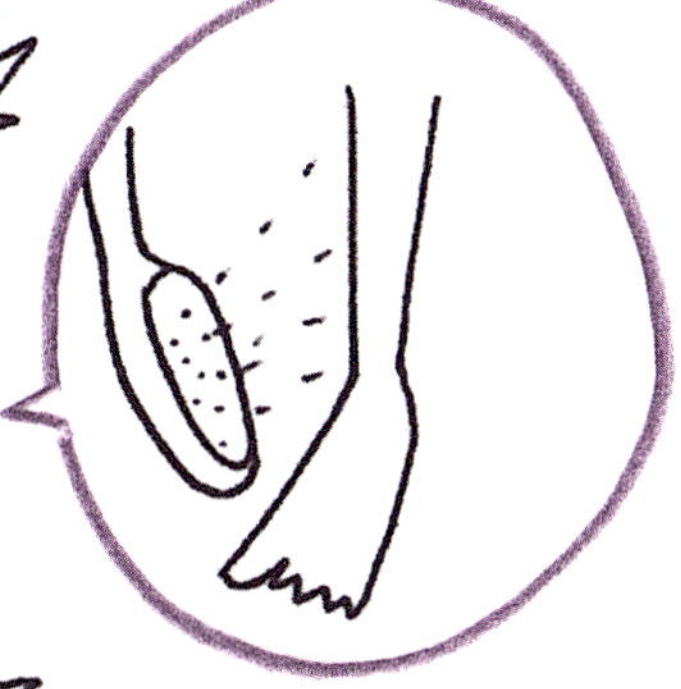

腕は…

左手から始める。指先、手首、一の腕、ひじ、二の腕、肩、鎖骨へとゆっくり順に温水をあてていく。

デトックス入浴の時間の目安は20分間。単に湯舟につかっているだけじゃ、もったいない！　この時間を有効に使って、もっともっと効率よく体から毒を出しましょう。

湯舟の中でもっともっと代謝をアップさせる

Step1

天然入浴剤を入れる

保温効果で血行促進、汗をかきやすくする

湯舟につかるだけでも毒出し効果があるのですが、どうせなら効果的に汗をかきたいもの。身近にある食材でカンタンにつくれる入浴剤を入れれば、体を芯から温めてたっぷりと汗をかくことができます。素材によって薬効が違うので、その日の体調で使い分ければ、健康効果も2倍です！

塩

効果
体を温めて新陳代謝を促します。冷え性や水太り、風邪の予防に。

使用方法
湯舟に粗塩をひとつかみ入れ、よくかき混ぜます。入浴後はシャワーで塩分を洗い流します。

びわ

効果
体を芯から温めます。冷え性や肩こり、ニキビの改善に効果を発揮。

使用方法
びわの葉（生または乾燥させたもの）5～6枚を湯舟に入れます。

しょうが

効果
湯冷めしにくくなり、冷え性や神経痛、腰痛、不眠症が解消。

使用方法
すりおろしたしょうがを布袋に入れ、湯舟に浮かべます。

柚《ゆ》子《ず》

効果
保温効果に優れ、血行を促進。疲れや冷え性に効き、美肌効果もあり。

使用方法
柚子１個を包丁で半分に切り、湯舟に浮かべます。

Step2 リンパマッサージをする

お風呂の中でできるかんたんデトックスマッサージ

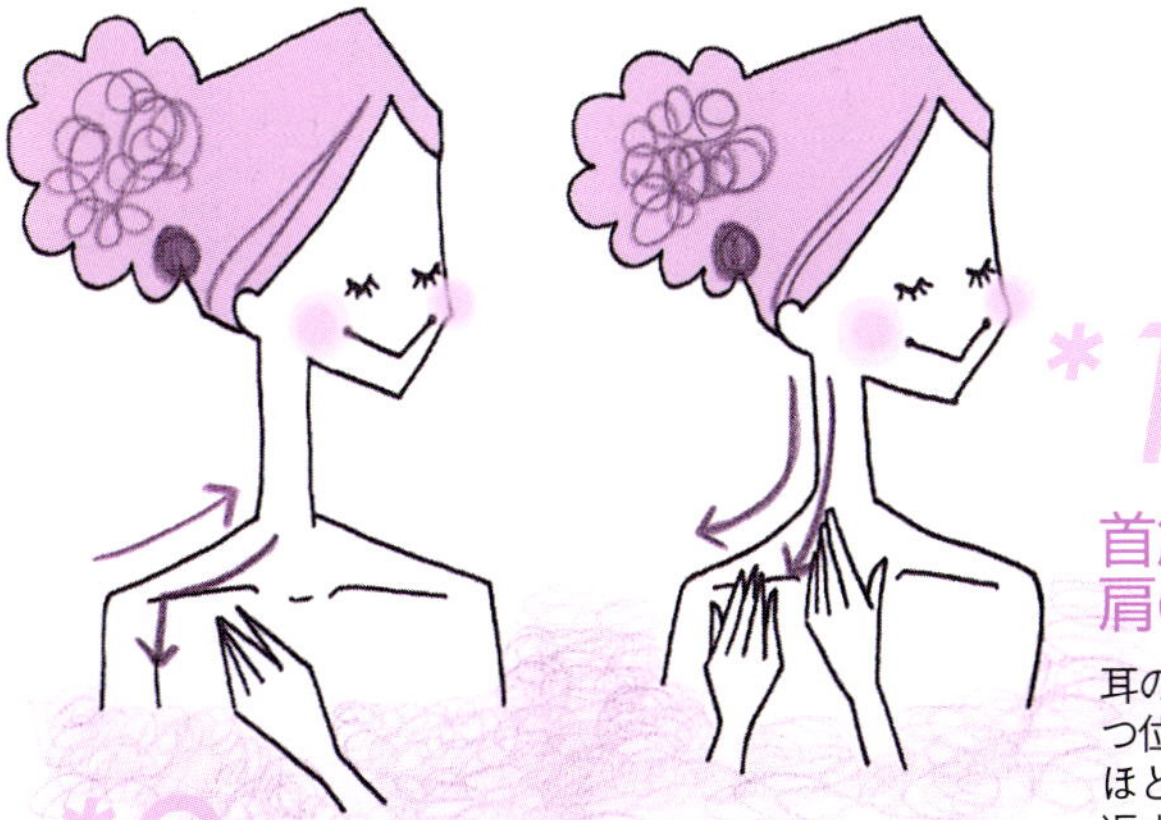

*1 首筋から肩のラインを押す

耳の下から肩先まで少しずつ位置をずらしながら5秒ほど指先で押し、5回くり返す。左右両方行う。

*2 鎖骨の上下をさする

鎖骨の上部を肩から体の中心に向かって5回さする。次に、鎖骨の下側を体の中心からわきの下に向かって5回さする。左右両方行う。

Step3 部分浴をする

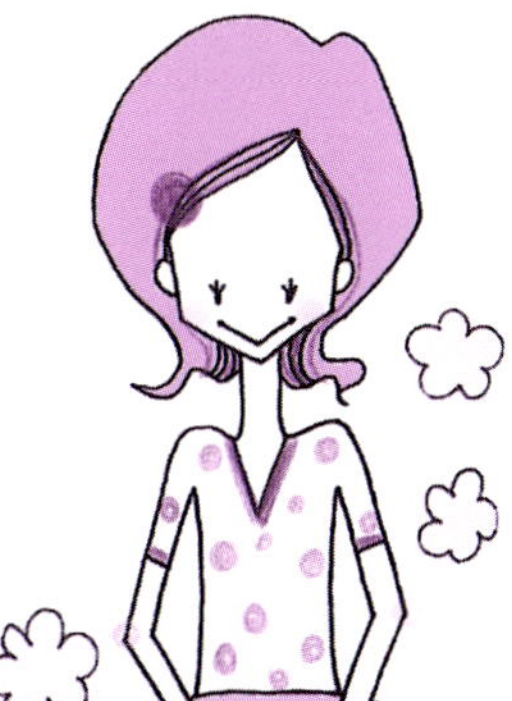

手浴

首や肩こり、手の疲れに効く

洗面器に44～46度の熱めのお湯を入れ、手首から先を10～15分、お湯につける。湯がぬるくなったら、さし湯をして温度が冷めないようにする。

足浴

冷えやむくみ、疲労回復に

44～46度のお湯をバケツに張り、両足首から下を10～15分、お湯につける。途中でお湯が冷めないように、熱いお湯をつぎ足す。

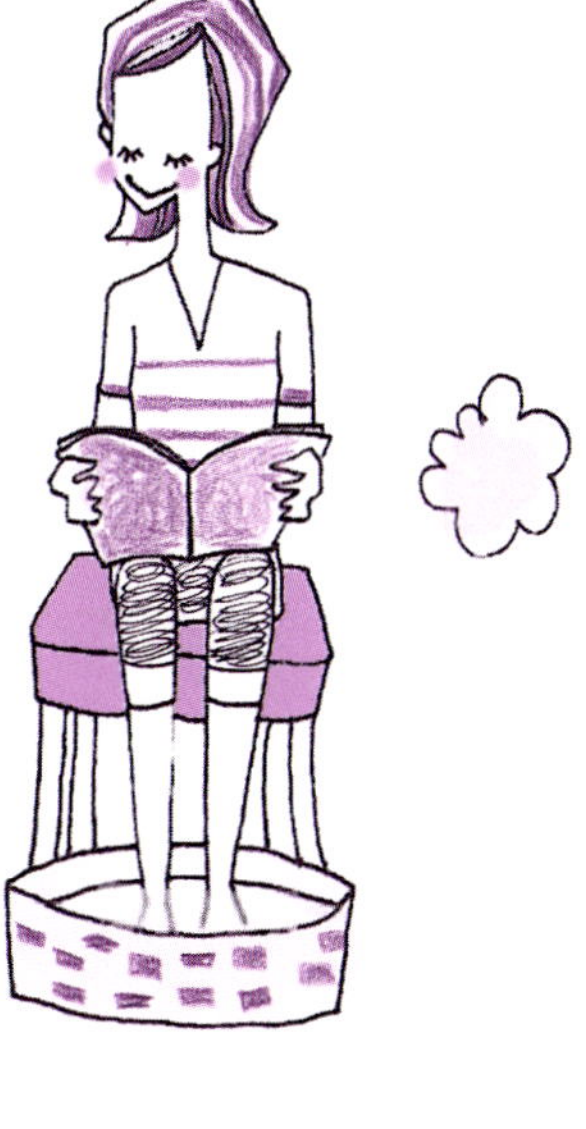

Aroma therapy

いい香りで心も体もキレイに！アロマのデトックス効果を知ろう

アロマの香りに直接毒素を排出する働きはありませんが、体が本来もっている浄化作用をアシストします。アロマで心身ともにキレイになろう。

解毒効果も倍増！アロマで楽しくデトックス

アロマテラピーで使用される精油の香りは、肌や肺から吸収されて脳に働きかけ、体にさまざま効果をもたらします。また心に与える影響も大きく、ストレスを減少させて体をリラックスさせたり、集中力を与えてくれます。

毒出しに効果的なリンパマッサージや入浴にこの精油をプラスすることで、デトックス効果はさらに高まるということもわかっています。

精油にはリンパ液の流れをよくしたり、老廃物の排出を助ける働きを持つものがあります。このような体がもともと持っている解毒機能をサポートしてくる香りをチョイスすれば、体内にたまっている毒素の排出力も倍増！いい香りでデトックスを楽しもう。

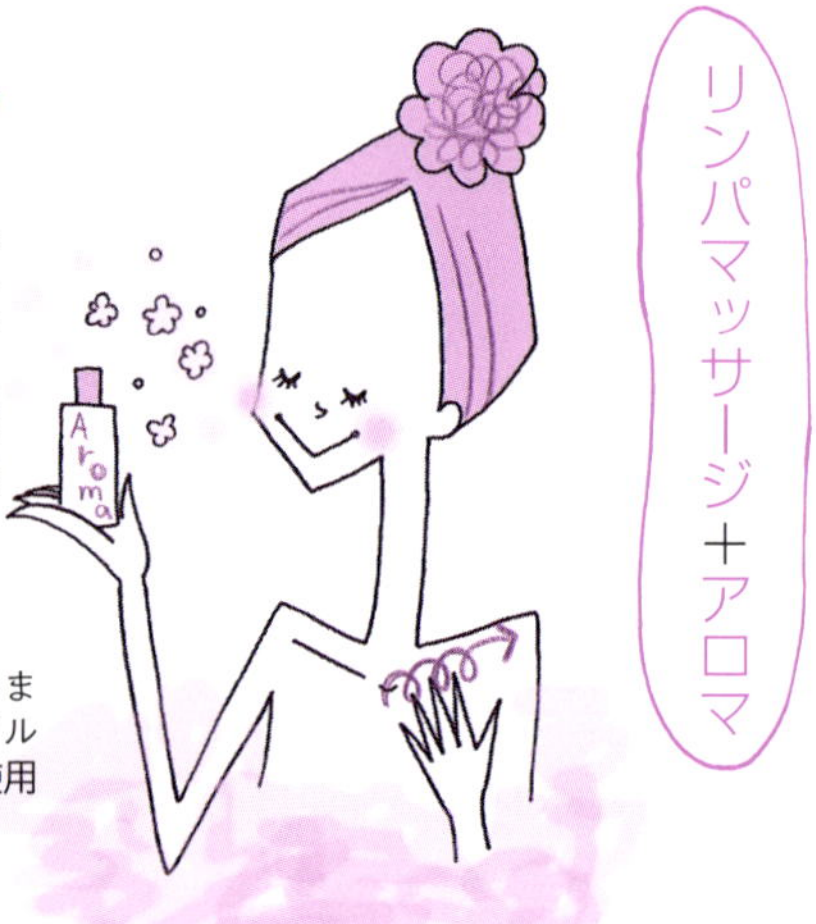
リンパマッサージ＋アロマ
Aroma

心と体に働きかけアロマW効果で老廃物を押し流す

アロマで使用する精油の効果は、肌と肺から吸収されて脳へと働きかけます。リンパマッサージにアロマをプラスすると、むくみやコリといった不調の解消はもちろん、香りによる薬理的な働き、リラックス効果がさらなる老廃物の排出を促してくれるのです。

※精油は直接肌にぬることはできません。必ず、精油をキャリアオイル（マッサージオイル）に混ぜてご使用ください。

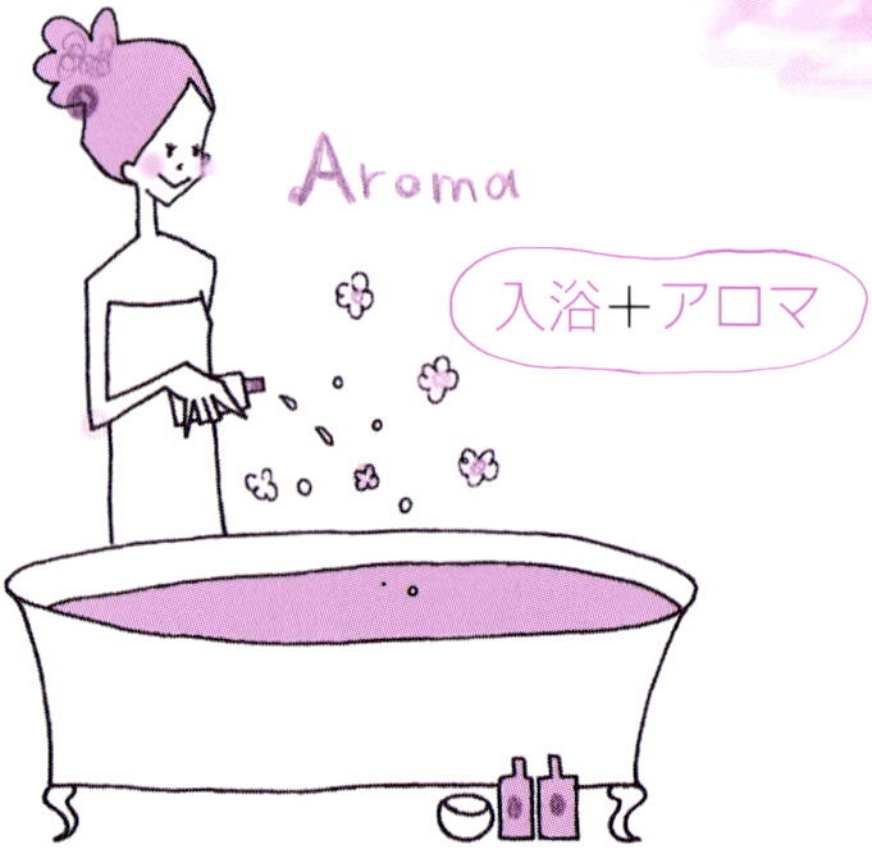
Aroma
入浴＋アロマ

深呼吸デトックスを促し、発汗もよりスムーズに

バスタブのお湯に精油を１～６滴落としてよく混ぜます。バスルームという限られた空間にあるので、ふだんよりも香りを強く感じ、アロマの持つ薬理的な働きも得やすいです。香りによってもたらされるリラックス状態は呼吸を深くさせ、新陳代謝も活発に！　よって、たっぷりと汗をかいて体内が浄化されるのです。

体のつまりは
この香りで撃退！

キレイになれるデトックスアロマはこの5つ！

Juniper berry　Rosemary　Peppermint　Grapefruit　Lemon

内臓の働きをリフレッシュ

ペパーミント

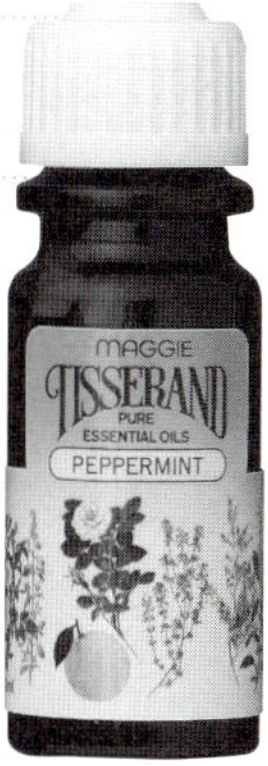

特色

胃をはじめとした消化機能の不調を正します。また胆汁の分泌を活発にさせ、脂肪の消化もサポート。スッキリとした香りは気持ちをクールダウンさせます。

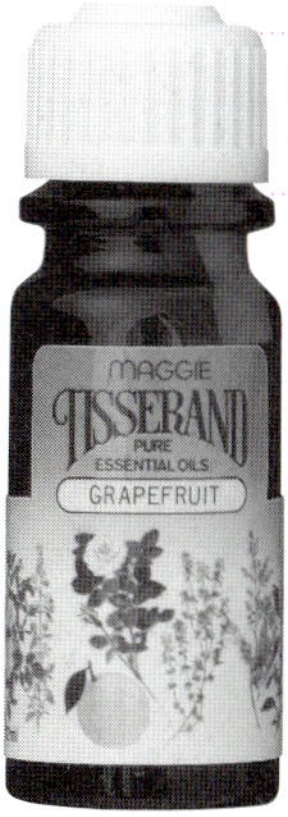

代謝を高め、ダイエットサポート

グレープフルーツ

特色

リンパの働きを整え、代謝機能をアップさせます。老廃物の排出や排尿を促すといわれ、ダイエットサポートに役立つ香りです。むくみの解消にも役立ちます。

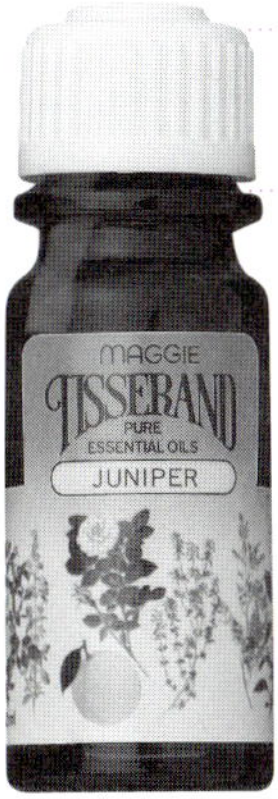

セルライト解消にも有効

ジュニパーベリー

特色

解毒、浄化の働きが高いといわれ、体内にたまった余分な水分や老廃物を排泄する機能をアップ。脂肪や水分の代謝の働きをよくして、むくみやセルライトを解消します。

血液をきれいにして解毒体質に

レモン

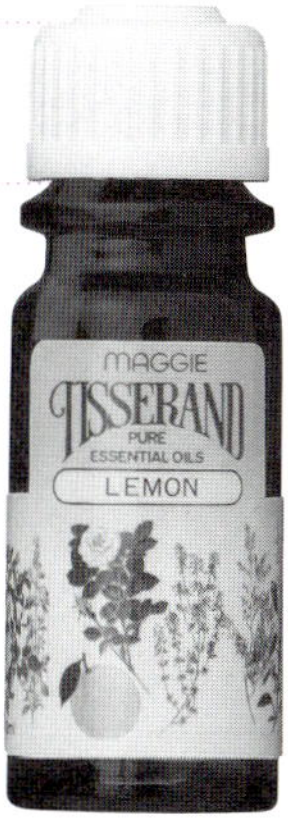

特色

循環器系に働きかけ、血行をよくして血液をキレイにしてくれるといいます。消化器系の内臓や肝臓の働きを助け、毒素が体外へと出ていきやすい体に導きます。

入浴時に最適の解毒アロマ

ローズマリー

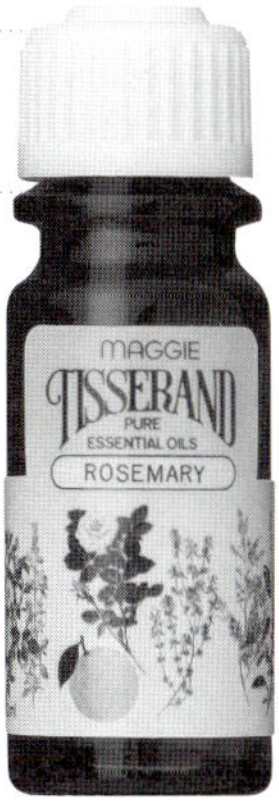

特色

血流をよくしてくれ、肩こりのときによく使われます。バスタイムに使用すると解毒効果がアップします。「若返りのハーブ」としてもよく知られています。

この精油の商品は有限会社ユーン（http://shop.yuwn.com）にて購入することができます。

detox column

その4 美肌入浴法編

美肌はお風呂の中でつくられる！

最近、肌の調子がよくなくて…。その不調も毒が原因かも!? 肌トラブルには入浴デトックスが一番効果的。お風呂に入って、美肌を目指そう！

毎日のバスタイムで美肌をつくる

肌荒れ、ニキビ、目の下のくま、毛穴の開き…これらの肌トラブルには、外側から行うケアも大切ですが、内側からのケアも重要。実は、入浴は美肌に最も効果的なデトックス方法なのです。

しっかりと汗をかけば、皮脂の分泌が活発になって肌にたまった老廃物を流れ出してくれます。また、代謝が高まって全身の血流がよくなると、皮膚にたっぷりと栄養が行きわたるようになります。

入浴で得られる発汗作用と代謝アップ効果は、美肌に欠かせない要素だったのです。

ただし、42度以上のお湯は、肌のうるおいを保ってくれる皮脂まで流れ出し、肌がカサカサになってしまうので、要注意です。

アロマで美に磨きをかける

症状別アロマレシピ

湯舟に入れるアロマを、体調の悩み別に紹介！ 気になるトラブルもこれで解決できるかも。

〈最近なんだか、やせにくい〉

◇グレープフルーツ
◇シダーウッド
◇ローズマリー

〈むくんで顔も足もパンパン〉

◇ジュニパーベリー
◇ゼラニウム
◇サイプレス

〈冷えがひどくて疲れやすい〉

◇ジュニパーベリー
◇ローズマリー
◇マジョラム
◇レモン

〈イライラして眠れない〉

◇ラベンダー
◇イランイラン
◇クラリセージ
◇ラバンサラ
◇ローズウッド

PART 4

「サプリメント」で お手軽デトックス

飲むだけで毒素を排出できるサプリメントは
もっとも効率がよく、気軽に始められるデトックスです
忙しい人、面倒くさがりの人にもオススメ！

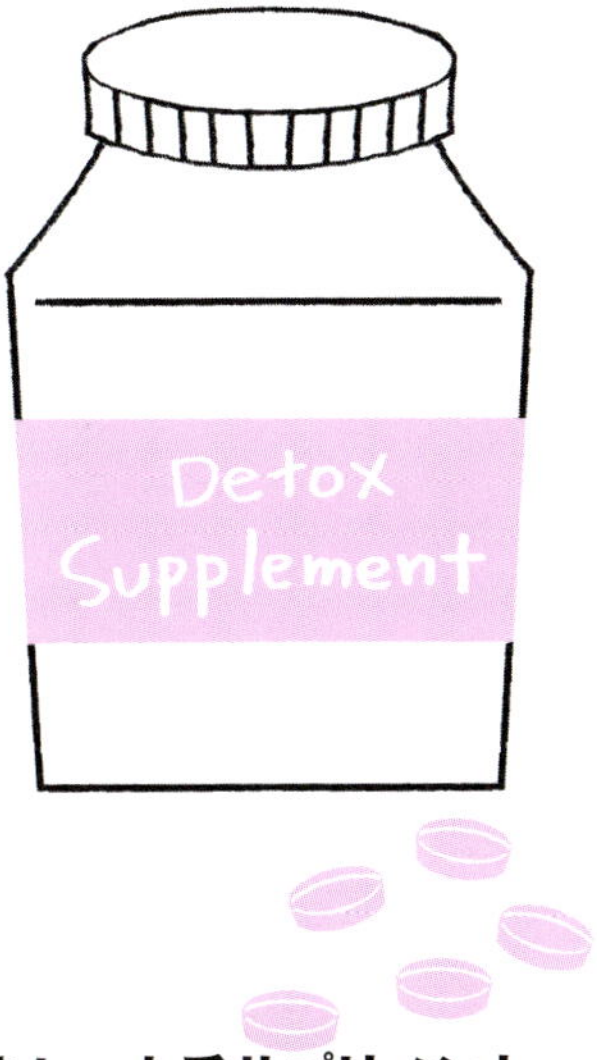

キレート系サプリメント
解毒力アップ系サプリメント
腸内清掃系サプリメント

Supplement

超カンタン！飲むだけサプリメントで毒を一掃

従来のような栄養分を「足す」のではなく、体内に蓄積された毒素を「引く」のがデトックスサプリメント。今すぐに始められる手軽さがうれしい。

解毒成分が1粒に凝縮 飲むだけ！なのがうれしい

デトックスサプリメントの特徴は、従来の「足す」ではなく「引く」発想によって誕生しました。サプリメントと聞くと、食事で不足してしまったビタミンやミネラルなどを補給するものと思っている人は多いはず。しかし、デトックスに使用するサプリメントは、体内に入ってしまった毒を出すよう働きかけてくれるのです。

サプリメントの種類は、毒素をはさみこんで排出を促してくれるキレート系のサプリ、体の解毒力をアップしてくれるサプリ、腸内に集められた毒素をスムーズに出すためのサプリの3つ。食材などから摂取しにくい解毒成分が1粒に凝縮されています。飲むだけで毒を出せてしまう手軽さが魅力的。

デトックスサプリメントの飲み方

1. 有害ミネラルを含まない水で飲む。お茶やジュース、コーヒーはNG。
2. 胃の中にある食べものの毒素に影響されないよう、空腹時に飲む。
3. 就寝前に飲む。毒素排出力が最も高まる睡眠時はデトックスのチャンス。
4. ビタミンなどの栄養分を「足す」サプリメントを併用するときは、各サプリメントを服用する時間を1～2時間あける。

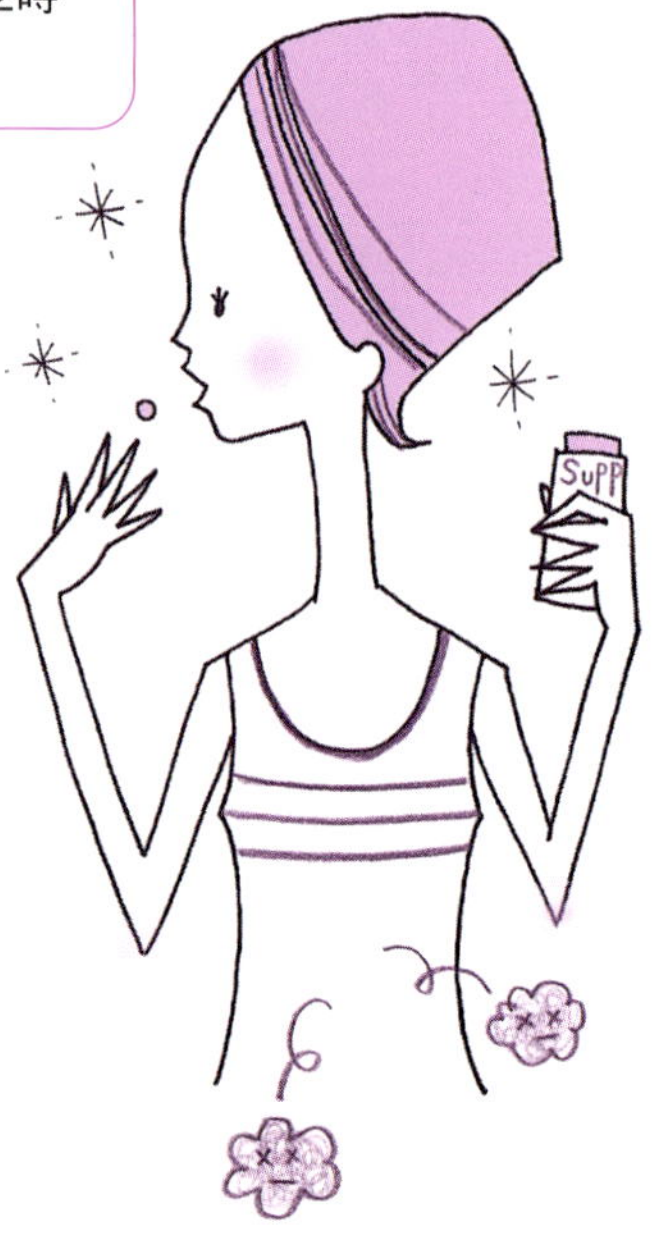

成分含有量や添加物をチェック！

サプリメントを選ぶときは、気になる成分の含有量が多いもの、添加物の入っていないものをチョイスしましょう。また、値段が極端に安すぎるものには注意が必要です。サプリ上級者にはアメリカ製がオススメ。インターネットや旅行先で入手してみて！

デトックスサプリメントはこの3つ！

毒素をはさみこんで排出を促すサプリメント キレート系

水銀や鉛などの有害ミネラルをカニのツメではさむように吸着し、体外に排出するように促します。

※キレート…ギリシャ語で「カニのツメ」という意味。ある物質をはさみこんで働きかけることをキレート作用といいます。

デトックス成分はこれ

α-リポ酸

キレート作用により体内にたまった有害ミネラルを排泄に導きます。ビタミンCの400倍の抗酸化作用があり、アンチエイジング効果もあり。

含流アミノ酸（シスチン、メチオニン）

キレート作用によって有害ミネラルを体外へと排出。たばこやお酒が原因で生じる活性酸素も抑制します。

体内解毒力をサポートするサプリメント 解毒力アップ系

解毒を担うデトックスたんぱく質の生成を誘導します。人間が本来持つ解毒力を回復させ、有害ミネラルを無毒化させるように働きかけてくれます。

デトックス成分はこれ

亜鉛

亜鉛はメタロチオネインというたんぱく質の生成に働きかけます。メタロチオネインはキレート作用を持ち、有害ミネラルを無毒化します。

セレン

体内で抗酸化力を発揮。また、セレンはグルタチオンを増加させる働きがあり、このグルタチオンが有害ミネラルを無毒化させます。

集めた毒をスムーズに出すサプリメント 腸内清掃系

水や毒出し食材、サプリなどによって、腸に集められた毒素をスムーズに出してくれるのが、食物繊維です。食物繊維が毒素を吸着して体外へと排出します。

デトックス成分はこれ

食物繊維

デトックスでひっつけた毒素の6〜7割は便で排出されます。そこで活躍するのが、食物繊維。食物繊維はお腹の中で水分を吸収して便のかさを増やし、腸の運動を助けてくれます。腸内で毒素をからめとった食物繊維は排泄を促すので、腸内に毒がたまるのを防いでくれるのです。

「キレート系サプリメント」で有害ミネラルをとり除く

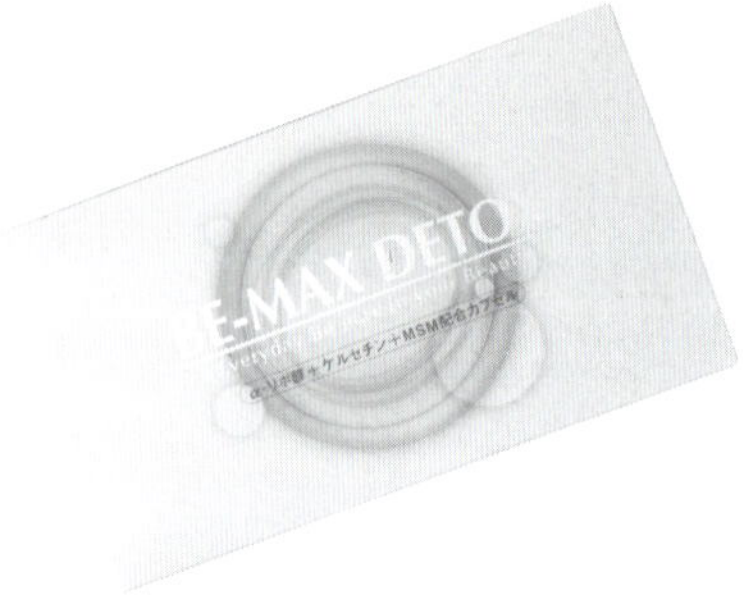

体内浄化で美肌・ダイエットが実現

有害ミネラルを効率よく排出して体内環境を整えてくれます。肌荒れややせにくいなどの悩みも解消。ビーマックスデトックス 90粒 10,500円／ライフ・マックス

バナナ味でおいしく毒出しできる

水銀やヒ素などに結びつきやすい含硫アミノ酸を多く含んでいます。バナナフレーバーの総合アミノ酸デトックス食品。アミノキレート 30包 8,190円／ニューサイエンス

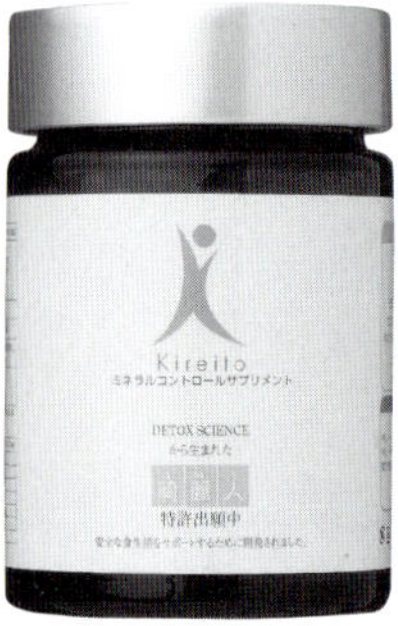

体内のミネラルバランスを整える

天然素材が持つキレート力を有効に活かし、体に不要なミネラルの排出を促します。綺麗人ミネラルコントロールサプリメント 90粒 6,800円／日本デトックス

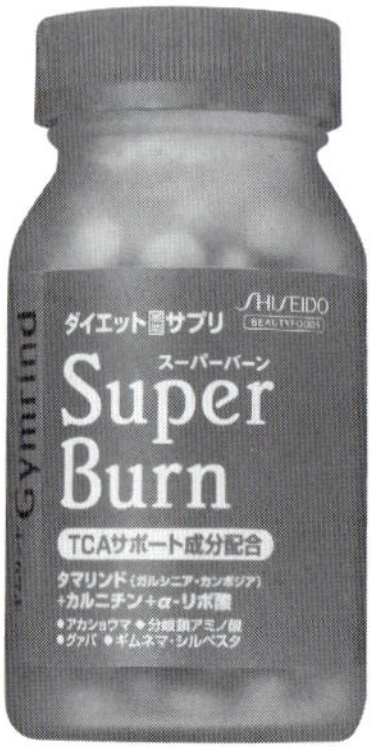

代謝を促し、ダイエット効果も抜群

α-リポ酸をはじめ、代謝を高め脂肪燃焼にも働きかける成分を含有。解毒とダイエットに効果的。ギムリンド スーパーバーン 270粒 5,250円／資生堂

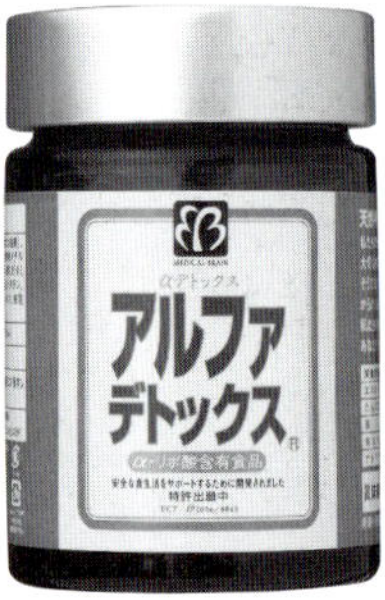

有害ミネラルをはさんで体外へ排出

α-リポ酸、L-カルニチン、L-シスチンなど、解毒キレート作用のある成分をバランスよく配合。アルファデトックス 90粒 7,200円／メディカルブレイン

「解毒力アップ系サプリメント」で体の解毒力を高めよう

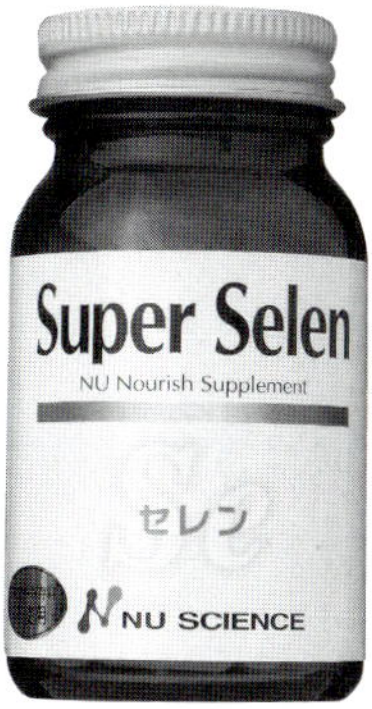

抗酸化パワーで体内をキレイに

体内の解毒作用に関わるグルタチオンの生成を促します。水銀やカドミウムの毒性を無毒化してくれます。スーパーセレン 60カプセル 3,675円／ニューサイエンス

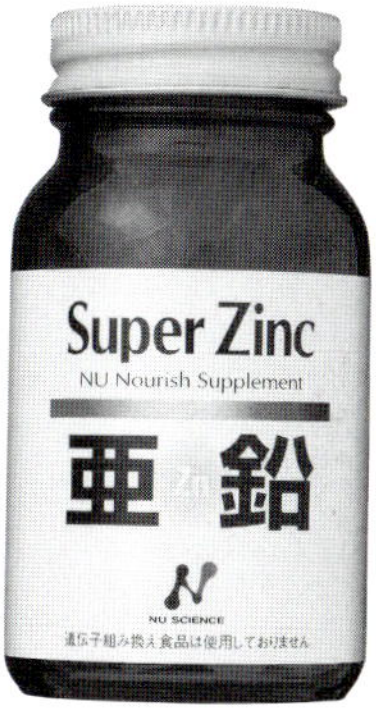

新陳代謝も促して効果的に毒を出す

水銀、鉛などの解毒に働きかけます。新陳代謝も活発になり、免疫力もアップしてくれる健康にうれしい効果が満載。スーパージンク 180粒 3,675円／ニューサイエンス

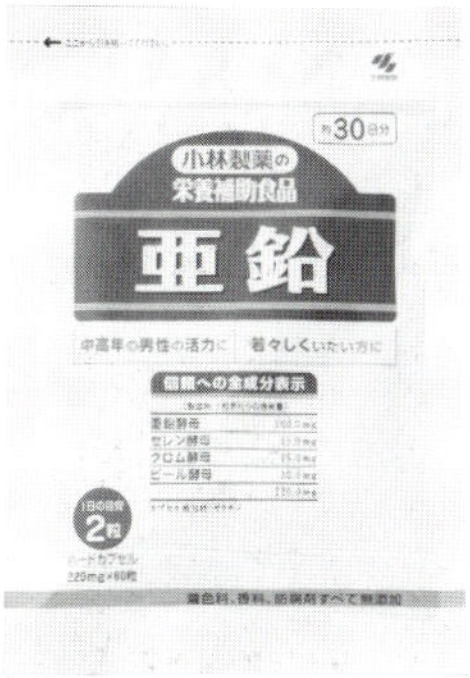

デトックスはもちろん、健康維持にも

水銀とカドミウムの無毒化に働きかけます。現代人に欠かせない亜鉛、セレン、クロムなどの必須ミネラルが一度に摂取できます。亜鉛 60粒 892円／小林製薬

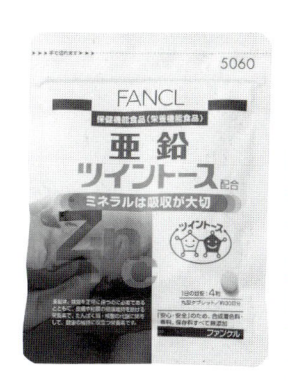

ツイントースで亜鉛の吸収率アップ

ファンケル独自の新成分ツイントースの配合で、より効率的に亜鉛を体内に吸収できるように。健康効果も◎。亜鉛ツイントース配合 約120粒 945円／ファンケル

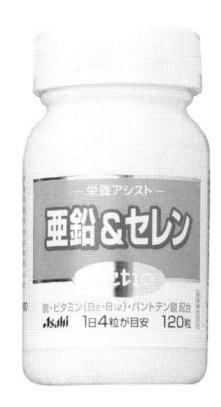

亜鉛とセレンを合わせて摂取できる

酵母由来の「亜鉛、セレン、銅」を使用。健康作りに役立つ成分も配合されています。アクティオ亜鉛＆セレン 120粒 1,344円／アサヒフードアンドヘルスケア

「腸内清掃系サプリメント」でお腹スッキリ

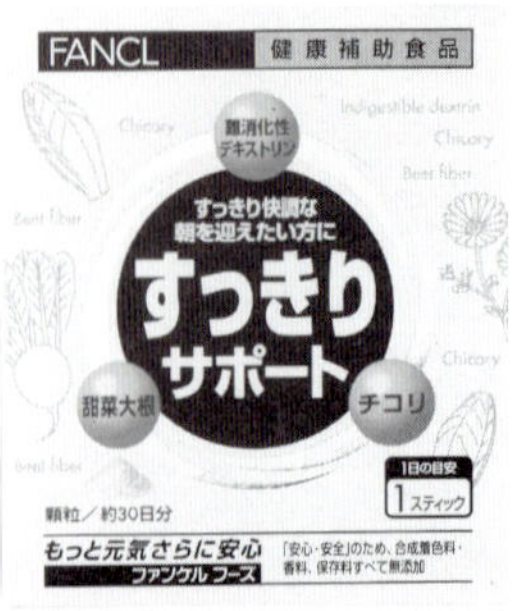

便秘を解消して、腸内に毒をためない

お腹の健康に大切な食物繊維を１スティックに2.5g配合。お料理や飲みものに手軽に使える粉末タイプがとても便利。すっきりサポート 30包 1,260円／ファンケル

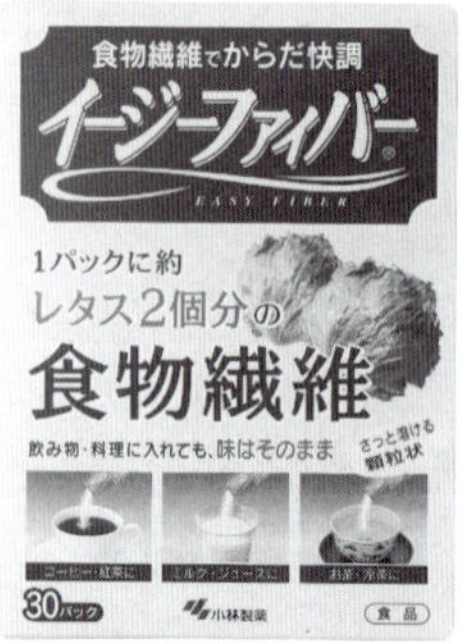

飲みものに溶かして食物繊維を補給

１包にレタス約２個分の食物繊維が含まれています。飲みものや料理に溶かして摂取、という手軽さがうれしい。イージーファイバー 30包 1,680円／小林製薬

サプリメント商品のお問い合わせ先

アサヒフードアンドヘルスケア
Tel：0120-630611
http://www.asahi-fh.com/

大塚製薬
Tel：03-3293-6111
http://www.otsuka.co.jp/

小林製薬
Tel：0120-61-9876
〈亜鉛のお問い合わせはこちら〉
Tel：06-6203-3625
〈イージーファイバーのお問い合わせはこちら〉
http://www2.kobayashi.co.jp

資生堂
Tel：0120-81-4710
http://www.beautyfoods.shiseido.co.jp/

日本デトックス
Tel：0265-71-6565
http://www.jp-detox.co.jp/

ニューサイエンス
Tel：075-252-0361
http://www.nu-science.com

ファンケル
Tel：0120-750-210
http://www.fancl.co.jp/

メディカルブレイン
Tel：03-5537-6019
http://www.medicalbrain.net

ライフ・マックス
Tel：0120-688-369
http://www.life-max.com/

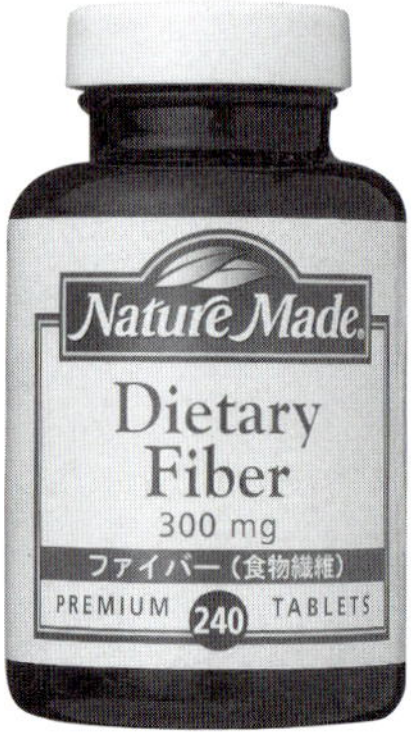

お腹の掃除のために必要な栄養素

現代の食生活では不足しがちな食物繊維を豊富に含有。野菜が苦手な人にオススメです。ネイチャーメイドファイバー（食物繊維）240粒 924円／大塚製薬

detox column

その5 ローフード編

「生」は体にいい！ローフードで毒抜きダイエット

生の食べものに含まれる酵素は消化を促して新陳代謝が活発になり、毒素の排出がスムーズに！話題のローフードをご紹介。

ローフード3つのうれしい効果

1
新陳代謝がよくなって毒素排出力がアップする

2
消化吸収を促し、腸内環境が整ってダイエット効果大

3
体の酸化を抑制して、美肌・やせ体質になる

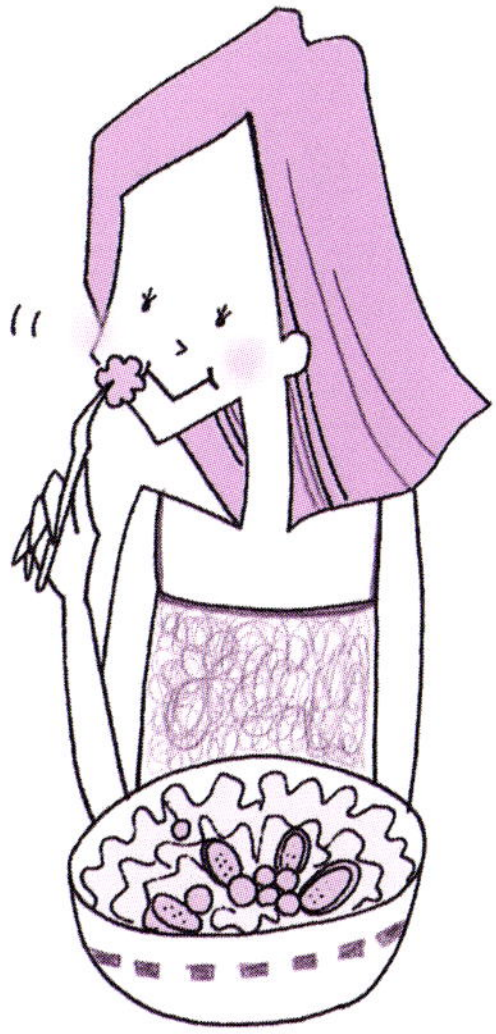

食べものの栄養素は「生」で効率よく取り入れる

あらゆる食品は46度を超えて加熱されると、中に含まれる酵素や栄養素のほとんどが破壊されてしまいます。そこで、効率よく食べものから栄養素をとり入れるために生に近い状態の食べものを食べる「ローフード」という考え方が登場したのです。

ローフードに含まれている酵素は消化吸収を助け、新陳代謝が活発になって有害ミネラルの排出を促してくれます。体内が浄化されることで、肌の調子がよくなり、ダイエット効果も高まるのです。

健康と美肌を導いてくれるローフード。ぜひチャレンジしてみて！

気軽に挑戦できるローフード食品

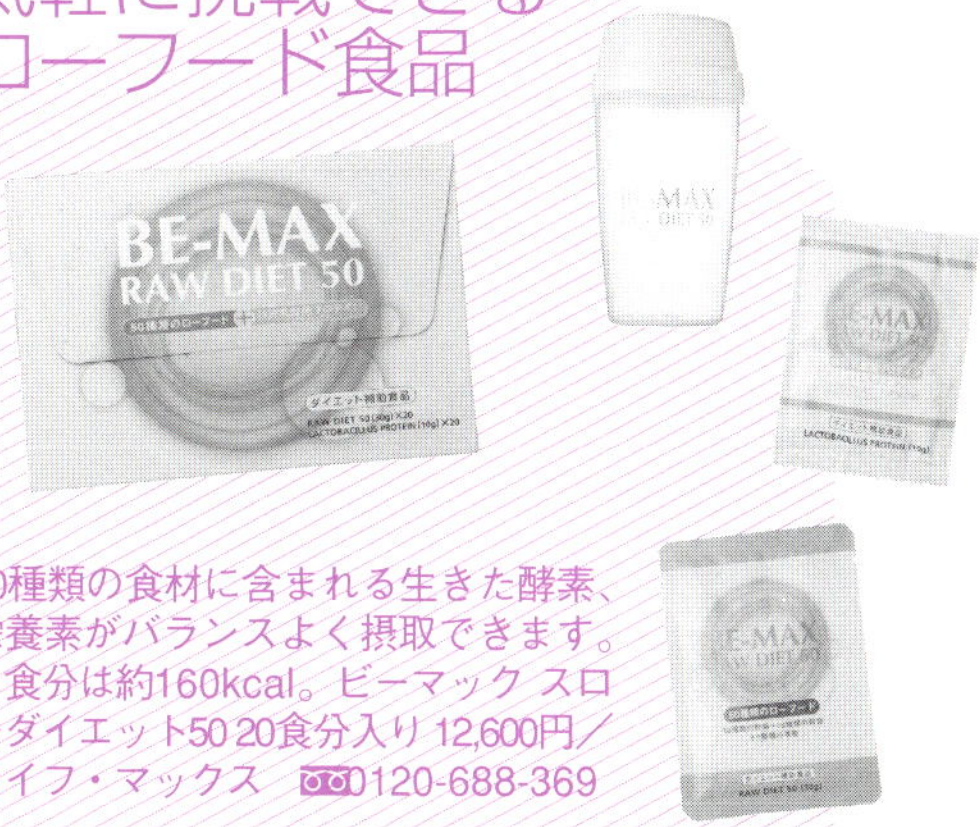

50種類の食材に含まれる生きた酵素、栄養素がバランスよく摂取できます。1食分は約160kcal。ビーマック スローダイエット50 20食分入り 12,600円／ライフ・マックス ☎0120-688-369

ONAYAMI SODAN

お悩み解決相談室

便秘や冷え性、肌荒れなど…
体内にたまった毒素が引き起こす症状はさまざま。
そんな気になる体の不調に合わせたデトックス方法をご紹介。

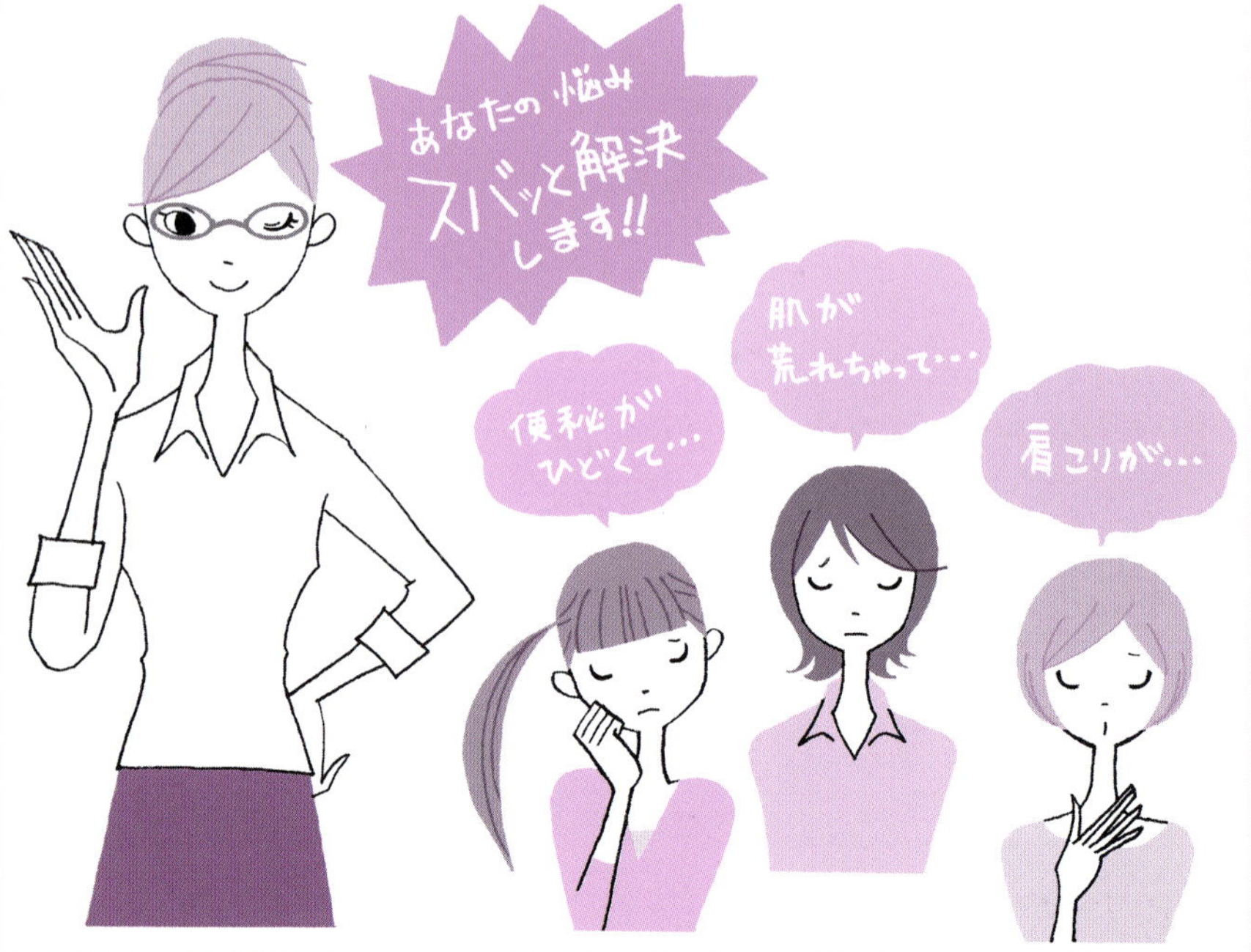
あなたの悩み
スバッと解決
します!!
便秘が
ひどくて…
肌が
荒れちゃって…
肩こりが…

お悩みindex

お悩みNo.1

肥満

以前に比べて、ダイエットをしてもやせにくくなった。特に気になるのは下半身！

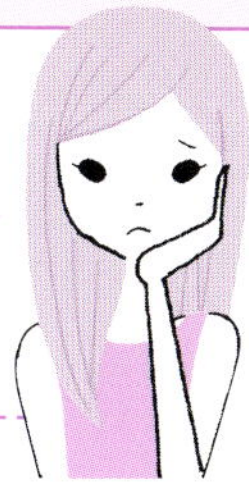

あなたのオススメデトックスはこれ！

キレート系のサプリメントは、ダイエットの邪魔をしている毒素を効率よく体外に排出し、新陳代謝も高めます。まずは、サプリメントで毒素を追い出し、やせやすい体質をとり戻しましょう。ハーブティーやリンパマッサージもとり入れれば、ダイエット効果も得られます。

- ペパーミントティー‥p28
- フェンネルティー‥‥p29
- トマト＆グレープフルーツ‥p31
- 昆布の炊き込みご飯‥p52
- 骨盤のゆがみをなおすストレッチ‥p58
- 上半身のリンパマッサージ‥p62
- 下半身のリンパマッサージ‥p63
- ローズマリー（アロマ）‥p73
- グレープフルーツ（アロマ）‥p73
- キレート系サプリメント p78

お悩みNo.2

むくみ

朝からだるく、夕方になると顔も足もパンパン。いつも体が疲れているように感じます。

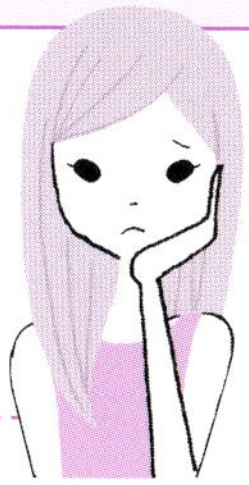

あなたのオススメデトックスはこれ！

むくみの改善には、利尿作用を高めることが先決！　オススメなのはハーブティーです。トイレに行く回数が増え、ハーブの香りは全身の疲労感を解消してくれます。また、リンパマッサージでリンパ液の流れを活性化させ、体内の余分な老廃物や水分を排出しましょう。

- ハイビスカスティー‥p29
- フェンネルティー‥‥p29
- ローズヒップティー‥p29
- 野菜と玉ねぎのピクルス p45
- 股関節のゆがみをなおすストレッチ p59
- 上半身のリンパマッサージ‥p62
- 下半身のリンパマッサージ‥p63
- 足浴‥‥‥‥‥‥‥‥p71
- ジュニパーベリー（アロマ）‥p73
- グレープフルーツ（アロマ）‥p73

お悩みNo.3

便秘

ひどいときは10日間もお通じがないことも！　いやな便秘をスッキリ解消したい。

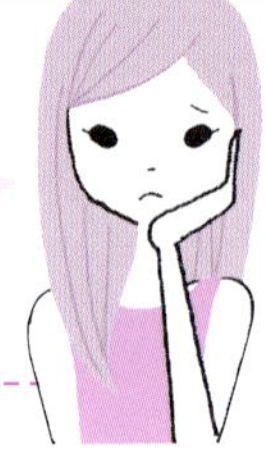

あなたのオススメデトックスはこれ！

便秘がちな人は体内に毒がたまりやすい体質です。まずは水分をたっぷりと摂取することを心掛け、ストレッチやリンパマッサージを行いましょう。食物繊維を多く含んだ料理を積極的に食べ、腸内にたまった老廃物をどんどん押し流せば、便秘もスッキリ解消です。

- ペパーミントティー · · p28
- ジャーマンカモミールティー · · p28
- ローズヒップティー · · p29
- アロエ＆パイン · · · · · · p35
- キウイ＆パイン · · · · · · p35
- こんにゃくと鶏手羽先の梅煮 · · p51
- 骨盤のゆがみをなおすストレッチ · · p58
- 上半身のリンパマッサージ · · p62
- 下半身のリンパマッサージ · · p63
- 腸内清掃系サプリメント · · p80

お悩みNo.4

冷え性

足先が冷えて痛みを感じるほど！　冬はもちろん、夏も冷房が体にこたえます。

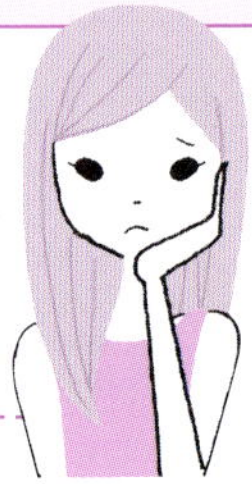

あなたのオススメデトックスはこれ！

毒を出す食材の中には、体を温めてくれるものも多く含まれています。血行を促進してくれる食べものにプラスして、入浴、ストレッチやマッサージを積極的に行うのが、冷え性には効果的です。ストレッチやマッサージは下半身を念入りにすることをオススメします。

- ローズマリーティー · · p29
- ジンジャー＆アップルティー · · p33
- 野菜と玉ねぎのピクルス · · p45
- レバープルコギ · · · · · · p46
- 股関節のゆがみをなおすストレッチ　p59
- 下半身のリンパマッサージ · · p63
- 塩の天然入浴剤 · · · · · · p70
- しょうがの天然入浴剤 · · p70
- 足浴 · · · · · · · · · · · · · · · p71
- 解毒力アップ系サプリメント · · p79

お悩みNo.5

生理痛

年齢を重ねる毎に、痛みがひどくなっています。あまりの痛みに立ち上がれないことも。

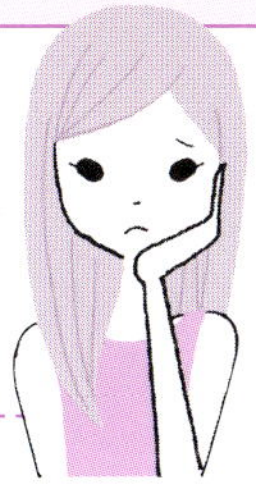

あなたのオススメデトックスはこれ！

生理痛の主な原因は、子宮や卵巣が存在する下腹部の冷えにあるといわれています。つまり、お腹を温めることが生理痛の改善となります。体を温めるしょうがや、生殖器の働きを活発にする大豆を食べ、下腹部の血行を促すリンパマッサージを行ってみましょう。

ジャーマンカモミールティー　p28
ラベンダーティー・・・・p28
黒豆＆豆乳・・・・・・・・・・・p31
ジンジャー＆アップルティー　p33
イカと納豆の和え物・・p49
枝豆入り焼き団子・・・・p50
骨盤のゆがみをなおすストレッチ・・p58
上半身のリンパマッサージ・・p62
下半身のリンパマッサージ・・p63
しょうがの天然入浴剤・・p70

お悩みNo.6

疲れやすい

疲れやすく、いつも体が重くてだるい。夏の終わりには、必ず夏バテをしてしまいます。

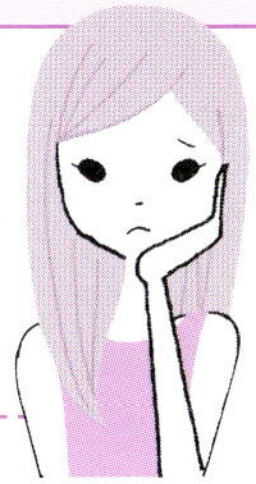

あなたのオススメデトックスはこれ！

血液やリンパ液の流れが滞っていると、疲労物質が体に残ってしまい、結果、体が重くだるいと感じてしまいます。血行を促す食材を食べ、リンパマッサージで体内に老廃物をためない努力が大切です。また、精神疲労にはハーブティーやアロマによる香りが効果的です。

ラベンダーティー・・・・p28
キャロット＆豆乳・・・・p33
豚ヒレ肉の玉ねぎおろし焼き・・p42
にらカニ玉・・・・・・・・・p43
野菜と玉ねぎのピクルス・・p45
下半身のリンパマッサージ・・p63
柚子風呂（天然入浴剤）・・p70
足浴・・・・・・・・・・・・・・・p71
ジュニパーベリー（アロマ）・・p73
レモン（アロマ）・・・・・・p73

お悩みNo.7

頭痛

いつも頭がズキズキと痛み、頭痛薬が手放せません。最近は、薬も効きづらくなっています。

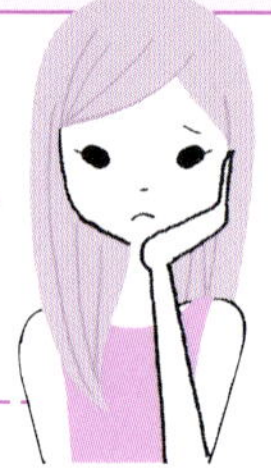

あなたのオススメデトックスはこれ！

頭痛は、肩こりや頭の血管の拡張が主な原因として挙げられます。頭痛改善のポイントは体を温めて血液の流れをよくし、体内の余分な水分を排出すること。ハーブティーやリンパマッサージは効果的です。また、血行を促進させる玉ねぎを食べるのも、オススメです。

- リンデンティー……p28
- ラベンダーティー……p28
- ローズマリーティー……p29
- 豚ヒレ肉の玉ねぎおろし焼き……p42
- 野菜と玉ねぎのピクルス……p45
- 背骨のゆがみをなおすストレッチ……p57
- 頭部のリンパマッサージ　p61
- 手浴……p71
- ペパーミント（アロマ）……p73
- ラベンダー（アロマ）……p74

お悩みNo.8

肩こり＆腰痛

肩と腰が張っていて、全身ガチガチ。座りっぱなし、立ちっぱなしの仕事がとても辛い。

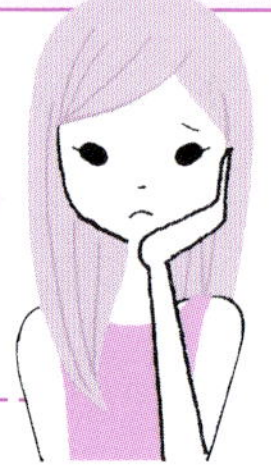

あなたのオススメデトックスはこれ！

体のこりは血行不良によって起こります。体を温めるねぎや玉ねぎ、ハーブティーを摂取し、ストレッチやマッサージで外側からも働きかけて血液循環をよくしましょう。入浴も血行促進にとても効果的なので、湯舟にきちんとつかって、体を芯から温めましょう。

- ルイボスティー……p29
- ローズマリーティー……p29
- 豚ヒレ肉の玉ねぎおろし焼き……p42
- 野菜と玉ねぎのピクルス　p45
- 背骨のゆがみをなおすストレッチ……p57
- 骨盤のゆがみをなおすストレッチ……p58
- 上半身のリンパマッサージ……p62
- しょうがの天然入浴剤……p70
- 手浴……p71
- ローズマリー（アロマ）……p73

お悩みNo.9

不眠症

夜は眠りが浅く、何度も目が覚めてしまいます。日中は頭がボーッとして集中力もダウン。

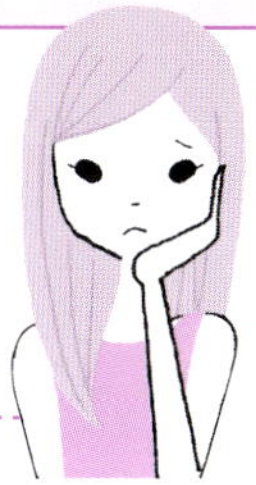

あなたのオススメデトックスはこれ！

不眠症の人は体内リズムが乱れている場合が多く見られます。昼間はできるだけ日光を浴び、体を動かすよう心掛けましょう。また、体を温め、全身の血流をよくすることも大切です。リラックスできたり、気分転換がはかれるアロマテラピーも効果的です。

- リンデンティー・・・・・・・p28
- オレンジフラワーティー・・p28
- ラベンダーティー・・・・p28
- ジンジャー＆アップルティー・・p33
- 豚ヒレ肉の玉ねぎおろし焼き・・p42
- 野菜と玉ねぎのピクルス p45
- 頭部のリンパマッサージ p61
- しょうがの天然入浴剤・・p70
- 足浴・・・・・・・・・・・・・・・p71
- ラベンダー（アロマ）・・p74

お悩みNo.10

イライラ＆うつ

気分のムラが激しく、いつもストレスを感じています。人前に出るのもおっくうです。

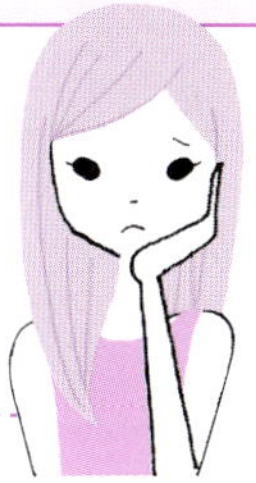

あなたのオススメデトックスはこれ！

イライラしたりうつ気味の人は、まずゆっくりと湯舟につかることをオススメします。また、体を温めてくれる食品を意識的に摂取してみましょう。ハーブティーやアロマテラピーはイライラを鎮める効果があります。香りを楽しむことで、ストレスの解消をはかれます。

- リンデンティー・・・・・・・p28
- オレンジフラワーティー・・・・p28
- ラベンダーティー・・・・p28
- 黒豆＆豆乳・・・・・・・・・・p31
- プルーン＆ゆずティー・・・・p32
- 紅茶プリン・・・・・・・・・・・p49
- アボカドチーズケーキ・・p53
- 頭部のリンパマッサージ p61
- 足浴・・・・・・・・・・・・・・・p71
- グレープフルーツ（アロマ）・・p73

お悩みNo.11

肌荒れ・乾燥肌

一年中、肌がガサガサ。化粧のノリも悪く、顔全体がくすんだように見えてしまいます。

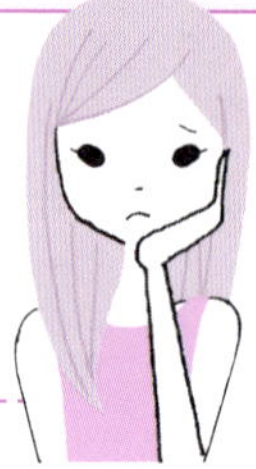

あなたのオススメデトックスはこれ！

肌荒れや乾燥肌には、外側から行う保湿ケアとともに、血流をよくする内側からのケアもとても大切です。入浴でしっかりと汗をかいて皮脂を分泌させるだけでも、自然としっとり肌に。(p74参照) 豆乳やにんじんは、肌の健康に必要な栄養がたっぷり含まれています。

ローズヒップティー・・p29
黒豆＆豆乳・・・・・・・・・・・p31
キャロット＆豆乳・・・・p33
ジンジャー＆アップルティー　p33
ひじきのナムル・・・・・・p53
背骨のゆがみをなおすストレッチ・・p57
頭部のリンパマッサージ・・p61
上半身のリンパマッサージ・・p62
柚子の天然入浴剤・・・・p70
しょうがの天然入浴剤・・p70

お悩みNo.12

大人のニキビ

なおったと思ったら、またできる。頬やあごの同じ場所にニキビができて、とても気になります。

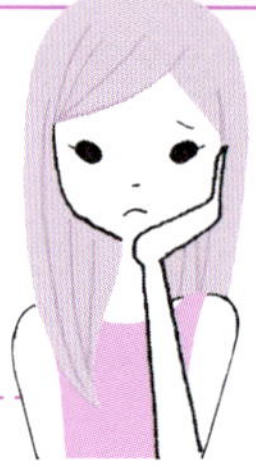

あなたのオススメデトックスはこれ！

ニキビは皮脂がうまく排出されずにつまってしまっている状態。運動や入浴などで汗をしっかりとかき、老廃物を排出するよう心掛けましょう。また、大人のニキビの原因は食生活に大きく関係しているようです。食べすぎを見直し、高脂肪の食品は避けましょう。

ブルーベリー＆グレープ　p30
黒豆＆豆乳・・・・・・・・・・・p31
ひじきのナムル・・・・・・p53
背骨のゆがみをなおすストレッチ・・p57
頭部のリンパマッサージ・・p61
上半身のリンパマッサージ・・p62
塩の天然入浴剤・・・・・・p70
びわの天然入浴剤・・・・p70
ジュニパーベリー（アロマ）・・p73
レモン（アロマ）・・・・・・p73

体験者
リポート

私が試した毒出し法 こんな効果がありました

デトックスドリンクを飲んだら1ヵ月で体重4kg減少

松尾美咲さん
32歳／主婦

育児や家事で体型を気にする暇がなかった私は、気付いたら8kgも体重が増えていました。特に食事量が多いわけではなかったので、太る原因がわからずにいたのですが雑誌で毒素が体の不調の原因であることを知り、自分にも毒素がたまっているのではないかと考えるようになりました。

冷え性にも悩まされていた私の毒出し方法は、ハーブティーやジンジャーアップルティーで、体を温めるドリンクを飲むこと。すると、飲み始めてすぐに、尿の量が増えたのです。また、入浴前に飲むと汗の量がすごくて、老廃物が体の中からどんどん排出されるのが目に見えてわかりました。

1ヵ月後、体重を測ってみるとなんと4kgも減少。飽きやすい私でも、効果が見えるデトックスはこれからもずっと続けられそうです。

こんな症状で悩んでいました

結婚前よりも体重が10kg増加。同時にむくみや疲労感もたまるように

家事などで忙しく、体型をあまり気にしていなかったのですが体重増加とともにむくみや疲労感、肌荒れがひどくなり、鏡を見るのもイヤでした。

私の毒出し法

ハーブティーやしょうがを含んだドリンクで新陳代謝UP！

利尿効果と発汗作用が高いフェンネル、ハイビスカスのハーブティーや手作りのジンジャードリンクを1日3杯、食事後や入浴前に飲んでいます。

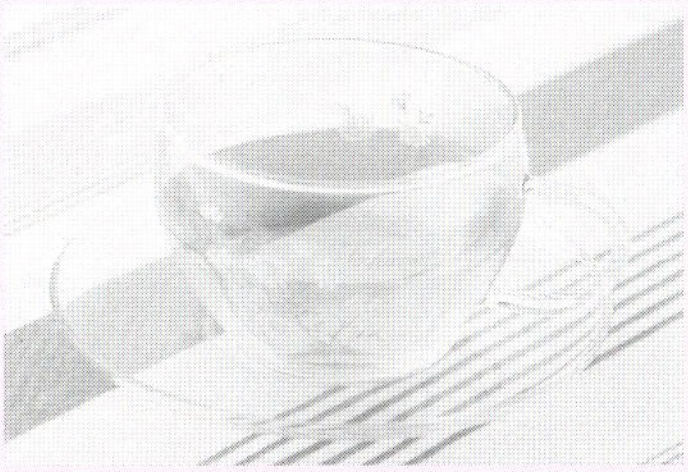

こんな効果が!!

尿や汗が気持ちいいくらい出て、自然に体重が1ヵ月で4kg減った！

血行が促進され、かきにくかった汗も出るようになりました。気付いたら体重が4kgも減って、顔のむくみや肌のツヤもよくなり若返った感じがします。

朝1杯の水飲みと半身浴で透明感のあるツルツルお肌に

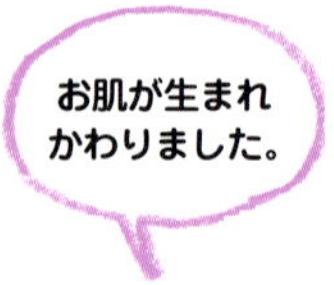

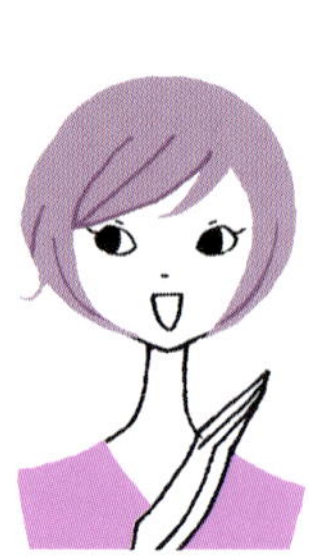

田口美香さん
24歳／会社員

以前から化粧品を変えたり、脂っぽいものを控えたりと、肌のお手入れには人一倍気をつけていました。しかし、なかなか肌荒れは改善されずにあきらかけていました。そんな時、友人からデトックスを聞き、すぐに実行してみることに。

私は、朝起きたら必ず1杯の「水飲み」を基本に、オフィスでも外出先でも水分は多くとるようにしました。毎日の入浴も必ず20～30分、半身浴でじっくりと汗を出し、さらにリンパマッサージを加えて毒の流れを意識しながらお風呂に入りました。

このように毎日の生活パターンをちょっと工夫するだけで今まで悩んでいたのがウソのように肌の調子がよくなったのです。吹き出物もなくなり、化粧のノリもばっちり。デトックスを始めて4ヵ月経った今では、肌がキレイと皆から褒められています。

こんな症状で悩んでいました

なかなか改善されない肌荒れに半ばあきらめかけていました

化粧品を変えても、食事を気をつけても治らない肌荒れに常に悩まされていました。また、ひどい便秘症で４～５日間出ないことはしょっちゅうでした。

▼

私の毒出し法

目覚めにはコップ１杯の水。お風呂タイムは汗とリンパ液を流す！

朝起きたらまず１杯の「水飲み」。お風呂は必ず半身浴。さらに入浴時には、老廃物の排出を意識しながらリンパマッサージも加えています。

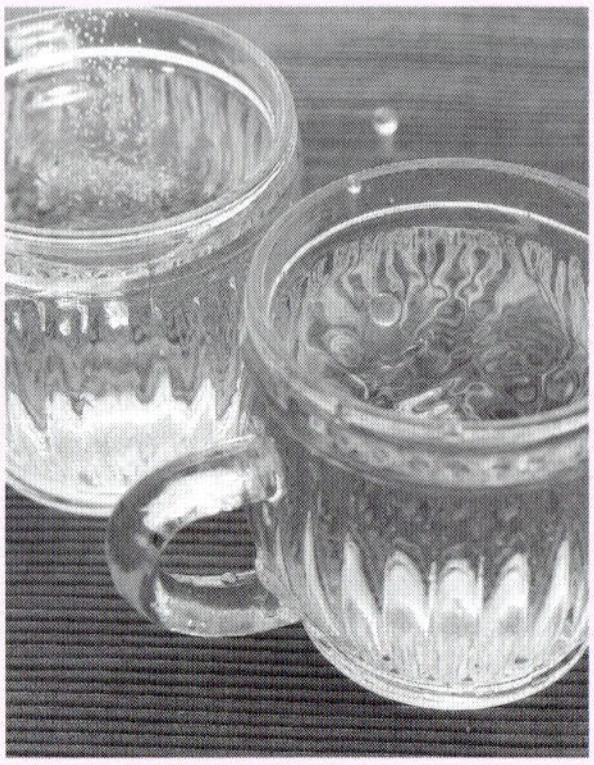

▼

こんな効果が!!

悩みだった肌荒れが解消。便秘もなくなり体重が２kg減りました

肌の調子がみるみるよくなり、吹き出物も出なくなりました。また、１日に１回お通じが来るようになり、そのせいか体重が自然と２kgも減りました。

下腹部が凹んで体脂肪3％減！

気になる
お腹周りが
スッキリ。

中野晶子さん
30歳／会社員

どんなダイエット方法でも下腹部の脂肪がなかなか落ちずに悩んでいた頃、スリムな友人からデトックスダイエットを聞き、さっそく試してみることに。食事制限はしたくなかったので、玉ねぎや食物繊維を含む食材を多くとるようにして、夜遅くの食事は避けました。また、水も逆浸透膜水にかえて、毒素を徹底して体の中に侵入させないようにしました。3ヵ月経った今では気になる部分の脂肪が落ち、体脂肪も3％減少してびっくりしています。

こんな症状で悩んでいました

ウォーキングや水分を多くとったり、どんなダイエットをしても下腹部の脂肪だけが落ちずに気になっていました。

▼

私の毒出し法

玉ねぎと食物繊維で毒素を体外へ。さらに、家庭の浄水器を逆浸透膜水に切りかえ毒の侵入を徹底的に防ぎました。

▼

こんな効果が!!

運動しても落ちなかった部分の脂肪が落ちて、体脂肪も3％減少。肩こりや疲労感もなくなってスッキリしました。

化粧のノリがよく大満足です

水飲みで
肌荒れが
なおりました。

宮入恵美子さん
27歳／主婦

以前から肌荒れがひどく、肌に優しい化粧品やアトピーに効くという漢方薬などを試してみましたが、症状が改善されずに悩んでいました。雑誌の特集で水を飲むことで体の毒素を出し、肌荒れがなおると知り、早速試してみることに。私の毒出し法は、1500mlの水を食事のときに何回かに分けて飲むというものです。水飲みデトックスを始めて1ヵ月ぐらいで肌の調子がよくなり、始めて5ヵ月めですが、化粧のノリもよくなり大満足です。

こんな症状で悩んでいました

アトピーのため肌荒れがひどく、肌荒れに効く色々な方法を試しましたが、改善の兆しが見られず悩んでいました。

▼

私の毒出し法

水飲み毒出し法で、体の毒素を排出。食事の時に水を飲み、毎日1500mlの水分をとるようにしていました。

▼

こんな効果が!!

始めて5ヵ月で肌が見違えるほどキレイになりました。化粧のノリもよく、アトピーの症状も改善されました。

金属アレルギーが改善され、肩こりもスッキリなくなりました

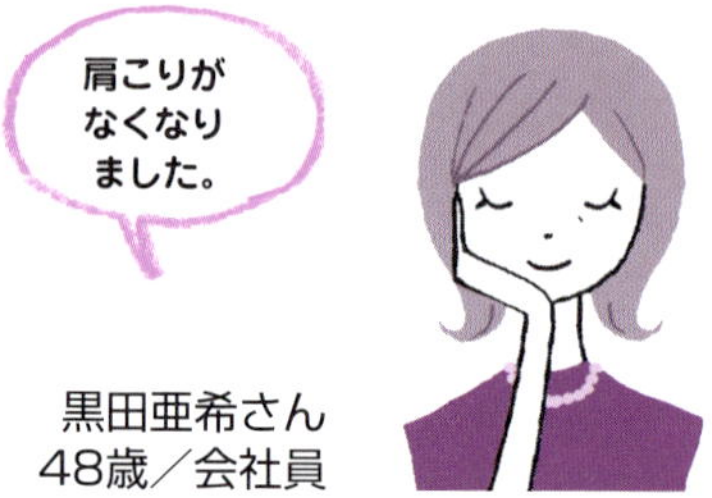
肩こりが
なくなり
ました。

黒田亜希さん
48歳／会社員

金属アレルギーに悩まされていた私は、雑誌でデトックスのことを知りクリニックへ診断に行きました。検査をしたら「歯の詰めもの」に水銀が含まれていると指摘され、すぐに治療に行きました。すると、ウソみたいにアレルギーがなおったのです。水銀の恐ろしさを実感した私は、体内にたまった毒素もスッキリ出したいと思うようになり、さっそくデトックスを始めました。

私の毒出し法はとてもカンタンです。デトックスサプリメントを寝る前に3粒飲むだけ。これだけで、尿の量が驚くほど増えたのです。それと同時に悩んでいた足のむくみや肩こりも解消されて、体の調子が全体的によくなりました。

このサプリをすすめた友人も皆、肩こりが改善されたと喜んでいます。もう1年以上経ちますが、毎日健康でいられることがとてもうれしいです。

こんな症状で悩んでいました

もともと金属アレルギーに悩んでいて、肩こりによる不調もあった

金属アレルギーに長年悩まされていました。そんなときにデトックスに出会い、肩こりもアレルギーも水銀が原因ではないかと思うようになりました。

私の毒出し法

アルファデトックスを1日3粒、寝る前に飲むだけ！

忙しい私は、解毒作用のあるアルファデトックスを寝る前に3粒飲むだけ。朝方になると必ずトイレに行くようになり、尿の量が驚くほど増えました。

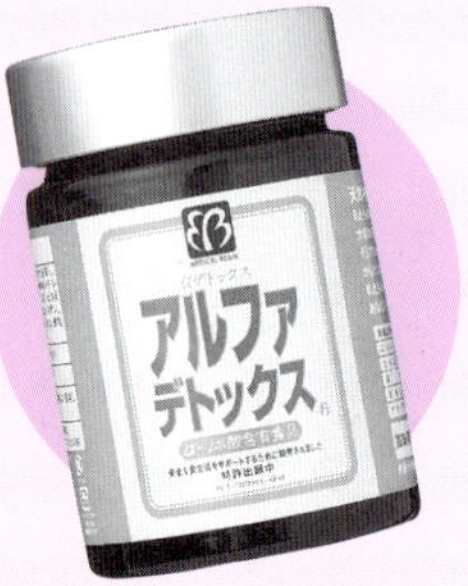
アルファ
デトックス

アルファデトックスってこんなもの！

α-リポ酸、L-カルニチンなど解毒作用のある成分を含んだサプリメント（→P78）。

こんな効果が!!

肩こりがなくなり、足のむくみや便秘もスッキリ解消！

最初の1～2ヵ月で肩こりがなくなったのを実感しました。足のむくみもとれ靴がゆるくなったり、便秘の解消で体が軽くなりました。

ストレッチで下っ腹がスッキリ

気になる
下っ腹が
へこんだ！

中岡沙織さん
36歳／主婦

私の悩みはぽっこりとした下っ腹。便秘＋むくみがちな体質のせいか、すっかりやせにくくなってしまいました。そんな時、雑誌に掲載されていた「やせにくいのは毒が原因」という記事を読み、毒出しダイエットを試みることに！特に、私にはストレッチが合っていたようで、ストレッチを始めて1ヵ月を過ぎるころから毎日お通じがくるようになりました。また、気になっていた下っ腹もスッキリ！　おしゃれも楽しめます。

こんな症状で悩んでいました

便秘とむくみのせいでやせにくい体質に。ぽっこりした下っ腹が気になって流行のおしゃれが楽しめませんでした。

▼

私の毒出し法

体のゆがみをなおすストレッチを毎日30分程行っていました。また、積極的に水を飲むように心掛けました。

▼

こんな効果が!!

まずは便秘が解消され、毎日お通じが来るように。それに伴い、気になっていた下っ腹もスッキリとしました！

玉ねぎを食べて「冷え」しらず

不眠になるほどの
冷えが解消。

松本恵子さん
41歳／会社員

冷えがひどく、夜はあまり眠れません。就寝時は靴下を重ね、日中も足が冷えないようにスカートをはかないようにしています。玉ねぎは「冷え性に効くらしい」と母親に聞いて、食べるようになりました。オニオンスープに玉ねぎのマリネ…積極的に食べるよう心掛けました。ひどかった冷えが和らいだのは、2ヵ月後のこと。手足がぽかぽかするのを感じるようになったのです。今では、靴下なしでも眠れ、スカートもはけるようになりました！

こんな症状で悩んでいました

冷えがひどくて、冬は足先に痛みを感じるほど。また、夜もよく眠れず、毎日睡眠不足に悩まされていました。

▼

私の毒出し法

オニオンスープを毎晩飲んでいました。体が芯から温まるし、玉ねぎをたっぷりと摂取することができますよ。

▼

こんな効果が!!

10代から悩まされていた冷え性が改善。最近では肌の調子もよくなり、肌荒れや目の下のクマもなくなりました。

デトックスQ&A

detox question and answer

皆さんのデトックスに対する素朴な疑問をスッキリ解決します。

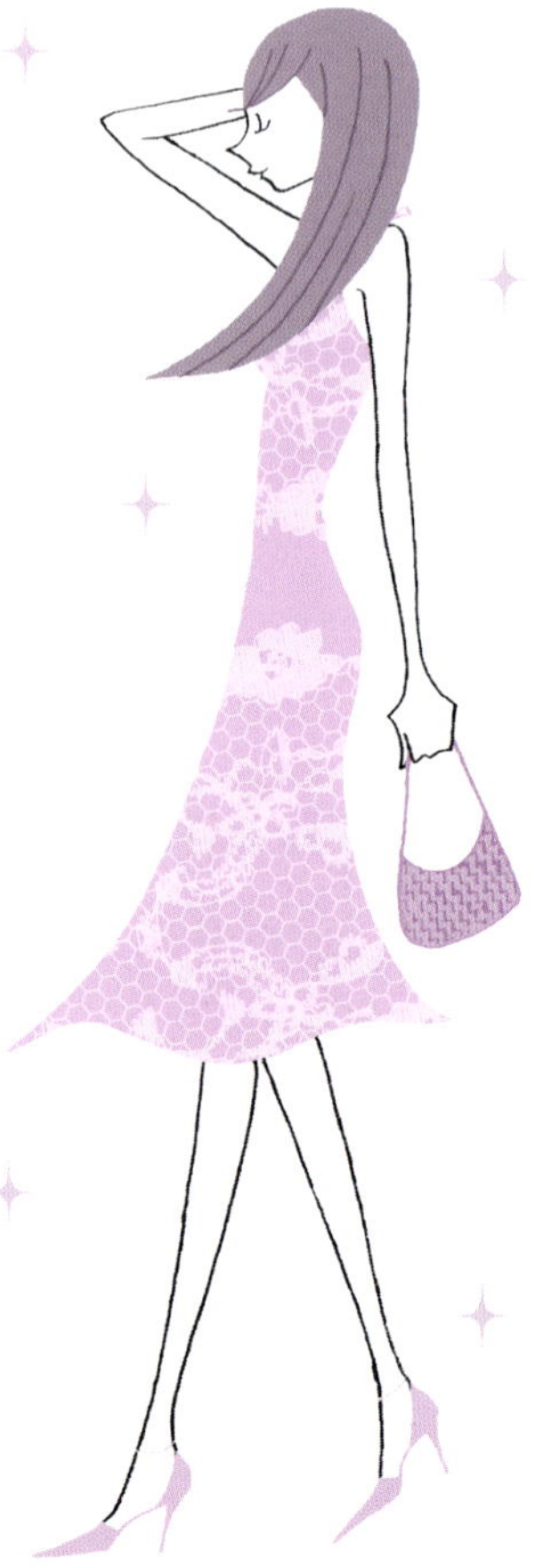

Q1 どれくらいで効果が出ますか？

A デトックス期間の目安は約3ヵ月です。

人間の細胞が生まれかわるのは早くても3ヵ月といわれています。デトックスを続けることは、たまっていた毒素の排出に加え、人間が本来持っている体内の解毒機能が正常に働くようになります。

Q2 デトックスダイエットで本当にやせますか？

A 脂肪の燃焼をじゃましている「毒」を出しましょう。

食事制限や運動をしてもなかなかやせないのは、体内にたまった水銀が、脂肪を分解する酵素の働きをブロックしているから。しかも、水銀は皮下脂肪にも多くたまりやすく、たとえ脂肪が燃焼しても、毒素が体内に残留して再び太ってしまいます。まずは毒素を出して、リバウンドしない体をつくることが大切です。さらに、デトックスは非常に代謝をよくしてくれるので、自然と脂肪も燃やされて、やせやすい体をつくってくれます。

Q3 外食時に気をつけることはありますか？

A 意識して、デトックス生活を習慣にすることが大切です。

有害物質を体に入れないという意識を持つことが重要です。また、毒素の原因となるアルコールは飲みすぎないようにしましょう。しかし、がまんのし過ぎはストレスがたまるもとに。食事はおいしく、お酒も楽しむ程度ならOKです。「ミネラルウォーターを必ず1.5ℓ飲む」「コーヒーよりハーブティーを選ぶ」などちょっとした工夫を毎日の習慣にするだけでも、デトックス効果は高まります。

Q4 今すぐでも美肌を手に入れたいのですが…。

A 血液の流れをよくすることが美肌への近道です。

肌をつくる細胞に栄養や水分を届けてくれるのが血液。血行をよくすることが真の美肌への近道なのです。まずは、ハーブティーを飲んだり、入浴やマッサージなどで血行を促進することをオススメします。さらに、デトックスを続けることで、「ヒアルロン酸」の生成を阻害する水銀も退治できるので、ツヤツヤ肌が持続します。

Q5 足や顔のむくみが気になります。

A リンパマッサージが体のむくみ解消のカギです。

むくみは、余分な水分が細胞内にたまっている状態です。本来、細胞や血管からしみ出た水分はリンパに回収されますが、このリンパが滞ると水分が排出されずにたまってしまいます。リンパマッサージでリンパの流れを活性化して水分の回収をスムーズにしましょう。また、ハーブティーや入浴を加えることで回収された水分が尿や汗として出やすくなります。

Q6 どのくらい毒がたまっているのか知りたい。

A 「毛髪ミネラル検査」でミネラルバランスをはかりましょう。

毛髪も毒の排出先のひとつ。髪の毛は、毎日のミネラルバランスが記録されながら伸びていくので、有害ミネラルと必須ミネラルがどれだけ体内に蓄積されているかわかります。検査方法は頭皮に近い毛髪を約３㎝カットするだけです。また、この検査から毛髪中の水銀濃度と生活習慣病の関係性もわかっています。自分のミネラル状態を正しく理解して、健康な体を手に入れましょう。

取材協力
株式会社　ケーズファクトリー
www.rakuten.co.jp/privatelife/

株式会社　器のしむら
http://www.rakuten.ne.jp/gold/utuwa/
TEL 044-855-2271　FAX 044-854-8410

有限会社ユーン
http://shop.yuwn.com

リヴァンス　たまプラーザ店
神奈川県横浜市青葉区美しが丘１-１-10
たまプラーザ東急ＳＣスパイスボックス２階
TEL 045-903-2066

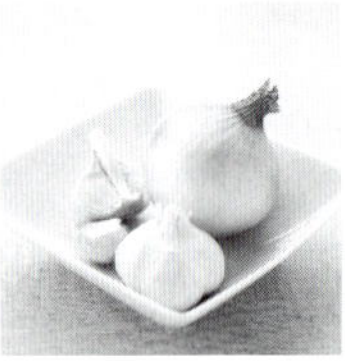

デトックス 話題《わだい》の毒《どく》出《だ》し健康法《けんこうほう》

2005年8月15日　　第1刷発行

編者：デトックス研究会《けんきゅうかい》
発行者：佐藤俊行
発行所：株式会社双葉社
〒162-8540　東京都新宿区東五軒町3番28号
TEL：03-5261-4818（営業）
　　　03-5261-4839（編集）
http://www.futabasha.co.jp
印刷・製本：図書印刷株式会社

ISBN4-575-29831-X C0076

◆監修
大森隆史
銀座サンエスペロ大森クリニック院長

◆指導（50音順）
青野治朗
目黒みどりクリニック院長
スポーツプレックス・ジャパン(株)
メディフィット研究所所長

金丸絵里加
管理栄養士／フードコーディネーター

鈴村典子
英国FTP認定
マットピラティスマスタートレーナー
健康運動指導士／筑波大学体育学士

中島桂
英国IFA認定アロマセラピスト

松江美和子
シデスコインターナショナル認定
アロマセラピスト／エステティシャン

山下亜子
ハーブアドバイザー
JAA公認　アロマコーディネーター

山本祥子
管理栄養士

編集制作
Edi-o

Illustration
渡部伸子（rocketdesign）
細川由香